A MULHER E A OSTEOPOROSE

como prevenir e controlar

5ª edição

Dr. Reginaldo Rena

Estante de Saúde

SÃO PAULO, 2019

COORDENAÇÃO EDITORIAL: Nair Ferraz
PREPARAÇÃO: Letícia Teófilo
REVISÃO: Eloiza Mendes Lopes
CAPA E DIAGRAMAÇÃO: Bruna Casaroti

EDITORIAL
Bruna Casaroti · Jacob Paes · João Paulo Putini
Nair Ferraz · Renata de Mello do Vale · Vitor Donofrio

AQUISIÇÕES
Cleber Vasconcelos

Texto de acordo com as normas do Novo Acordo Ortográfico da Língua Portuguesa (1990), em vigor desde 1º de janeiro de 2009.

Dados Internacionais de Catalogação na Publicação (CIP)
Angélica Ilacqua CRB-8/7057

Rena, Reginaldo
A mulher e a osteoporose: como prevenir e controlar; 5ª ed.;
Reginaldo Rena.
Barueri, SP : Novo Século Editora, 2019.

1. Osteoporose - Obras populares 2. Osteoporose em mulheres - Obras Populares I. Título

19-1377 CDD 616.71

Índice para catálogo sistemático:
1. Osteoporose - Obras populares 616.71

grupo novo século

Alameda Araguaia, 2190 – Bloco A – 11º andar – Conjunto 1111
CEP 06455-000 – Alphaville Industrial, Barueri – SP – Brasil
Tel.: (11) 3699-7107 | Fax: (11) 3699-7323
www.gruponovoseculo.com.br | atendimento@novoseculo.com.br

Dedico este livro a minha esposa
Walkyria, ao meu filho Gabriel e a
minhas filhas gêmeas Gabriela e Isabela.

Agradeço aos meus pacientes, que, ao longo desses anos, confiaram aos meus cuidados sua vida e saúde, tornando-nos um time que tem alcançado muitas vitórias sobre as doenças.

CA PÍ TU LO

SUMÁRIO

Apresentação

Este livro apresenta uma maneira fácil de compreender o que é a osteoporose, o que fazer para evitá-la e como tratá-la caso ela já tenha se instaurado, assim como a osteopenia.

Traz informações sobre a anatomia dos ossos, as causas da osteoporose, quem tem risco de desenvolvê-la, as complicações da osteoporose e da osteopenia, os exames de laboratório que podem ser feitos e as opções atuais de tratamentos, o benefício do exercício para os ossos, a genética e os tratamentos futuros da osteoporose. Tudo isso para que você possa acompanhar de maneira mais eficiente seu tratamento e proteger seus ossos e sua vida.

Hoje, em um mundo em que a informação rapidamente evolui, é muito importante se atualizar sobre os avanços que podem ser usados para melhorar a qualidade de vida e proporcionar uma longevidade maior e melhor.

Quando se conhece bem o organismo e suas doenças, as chances de complicações são menores e a recuperação pode ser mais rápida e com menos efeitos colaterais.

Um resumo dos principais trabalhos médico-científicos sobre a osteoporose em linguagem simples facilita o entendimento dos termos médicos para os leigos. O autor acrescenta ainda sua experiência pessoal com o tratamento de pacientes com osteoporose, utilizando a associação de produtos naturais ortomoleculares e alopáticos, avaliando, em cada caso, as vantagens e desvantagens.

Novos temas foram incluídos nesta 5ª edição, como a importância dos radicais livres, o uso dos antioxidantes, a medicação usada na ortomolecular e na nutrologia médica para tratar a osteoporose.

Alguns trabalhos adicionados demonstram que no Egito já havia pessoas com osteoporose, partindo de uma análise feita nas múmias. Novos tratamentos podem aumentar a massa óssea, como aparelhos que causam trepidação sob os pés, dispensando, em alguns casos, a utilização de medicamentos.

As páginas de *A mulher e a osteoporose* não têm a intenção de substituir uma avaliação médica e também não recomendam a automedicação. Lembre-se de que antes de iniciar qualquer tratamento, mesmo natural, dietas ou exercícios, você deve sempre consultar o médico de sua confiança para ter certeza de que seu organismo não apresenta restrições a seu novo plano de vida.

Sobre o autor

Dr. Reginaldo José Mateus Rena é médico clínico geral com especialização em Nutrologia Médica pela Sociedade Brasileira de Nutrologia (ABRAN), Estudos Científicos da Medicina Ortomolecular pela Associação Médica de Oxidologia (AMBO) e Estudos Biomoleculares e Radicais Livres pela Sociedade Brasileira de Medicina Biomolecular e Radicais Livres (SMBRL). É bacharel em Naturopatia pelo AIHT dos Estados Unidos e tem pós-gradução em Medicina Regenerativa e Antienvelhecimento. É membro da National Osteoporosis Foundation of the USA, da Academia de Ciências de Nova York desde 1993, da Associação Americana para o Avanço da Ciência (AAAS) desde 1995 e da American Academy for Anti Aging Medicine (A4M). Trabalha com medicamentos ortomoleculares desde 1992, com excelentes resultados. Participa dos congressos nacionais e internacionais trimestralmente para atualização científica.

Recebeu a medalha Dr. Ulisses Guimarães como destaque em 1999, a medalha francesa do Instituto Humanístico "Medaille de Reconassance", reconhecida e assinada pela Organização das Nações Unidas (ONU) em 2000; a Medalha Cruz do Mérito Cultural e Filosófico da Sociedade Brasileira de Filosofia, Literatura e Ensino em 2001, e recebeu no Teatro Municipal de São Paulo, em 2001, a Comenda Personalidade Brasil 500 anos, incluindo seu nome no livro de biografia dos 500 anos do Brasil como uma das 500 personalidades de destaque nos 500 anos do descobrimento do Brasil. Em 2001, teve seu livro *Guia da longevidade*, registrado com júbilo e congratulações nos Anais da Câmara Municipal de São Paulo.

Autor de vários artigos em jornais e revistas, participou de vários programas de televisão sobre medicina ortomolecular e osteoporose.

Tem sua biografia médica divulgada no livro *Who's Who in Medicine and Health Care*, com médicos de todo o mundo, escolhidos pelos Estados Unidos para participarem de pesquisas e estudos na área médica.

Dedica-se hoje exclusivamente ao atendimento de nutrologia. Foi professor titular de primeiros socorros durante dez anos nas Faculdades Integradas de Guarulhos e professor-assistente de primeiros socorros da Academia de Polícia da Universidade de São Paulo.

CAPÍTU

1

O QUE É OSTEOPOROSE?

L O

É uma doença crônica, progressiva, de múltiplas causas, que representa a redução da massa óssea que afeta todo o esqueleto humano, com microdeteriorização dos ossos, aumento da fragilidade óssea e aumento do risco de fratura óssea. Quantitativamente, pela Organização Mundial da Saúde, considera-se osteoporose uma perda de cálcio maior do que 2,5 desvios-padrão em relação ao adulto jovem, ou seja, perda de 25% da massa óssea quando comparada com a de uma pessoa de 30 a 35 anos de idade.

Chamamos de perda de cálcio de "1 desvio-padrão" a perda de 10% de cálcio dos ossos desse paciente quando comparado a uma pessoa de mesmo sexo de 30 a 35 anos sem perda óssea. E dizemos que houve perda de "2 desvios-padrão" quando o paciente analisado apresenta 20% menos cálcio nos ossos do que outra pessoa do mesmo sexo com idade entre 30 e 35 anos sem perda óssea.

A osteoporose, entre outras doenças degenerativas ou de envelhecimento, tornou-se um problema de saúde pública em todo o mundo, tendo em vista o aumento do número de pessoas que vive mais anos. Diabetes, doenças cardiovasculares, osteoartrose e osteoporose tendem a ser mais frequentes nos próximos tempos em razão dessa mudança social.

Nos Estados Unidos acredita-se, pelos estudos realizados, que 20% das mulheres e 5% dos homens com idade acima de 50 anos apresentam osteoporose, o que reflete no aumento do número de fraturas ósseas em idosos com alto risco de morte ou incapacidade física. Estima-se que ocorra aproximadamente 1 milhão de fraturas por ano nos Estados Unidos. Nos estudos, notamos que uma em cada quatro mulheres acima de 65 anos desenvolve osteoporose e uma em cada duas mulheres após 80 anos; já no homem as taxas são bem menores, em torno de um a cada dez homens após 80 anos pode desenvolver osteoporose. Portanto, a estimativa atual nos Estados Unidos é que existam 10 milhões de mulheres acometidas por osteoporose na bacia e 19 milhões têm baixa densidade óssea (osteopenia) na bacia, colocando 29 milhões de mulheres sob o risco de fratura óssea, o que leva a um cálculo de que a cada duas mulheres brancas uma terá uma fratura osteoporótica em algum momento de sua vida.

Osteoporose significa osso poroso ou frágil. É importante saber que é uma doença silenciosa, sem sintomas, sem dor e sem aviso prévio, e não deve ser vista como parte inevitável do envelhecimento, pois, como veremos em seguida, nunca é tarde para iniciar o tratamento ou a prevenção dela. Muitas vezes, a mulher não fica sabendo que tem a doença até que ocorra uma fratura e por causa dela os médicos solicitem exames para diagnóstico.

Da mesma maneira que fazemos exames de rotina, como medida da pressão arterial para evitar problemas cardíacos, exames de Papanicolau para prevenir câncer de colo de útero, mamografia para câncer de mama e muitos outros, é muito importante que seja feito exame para prevenção de osteoporose, sendo hoje o mais comum a densitometria óssea da coluna lombar e do fêmur, que será explicada mais detalhadamente nos próximos capítulos.

Os locais mais frequentes de fraturas ósseas são o fêmur – próximo à bacia –, a coluna vertebral e o antebraço. As fraturas de coluna vertebral são geralmente causadas pelo próprio peso, mesmo sem quedas, acabam causando um desabamento das vértebras com compressão dos nervos dessa região, provocando dor e diminuindo sua altura. As fraturas de fêmur, braços e antebraços estão relacionadas com quedas.

As mulheres são mais acometidas do que os homens. Em média, 20% dos casos de osteoporose são homens e 80% são mulheres, principalmente após o início da diminuição da produção dos hormônios femininos pelos ovários. Antes de a mulher entrar na fase da perimenopausa, a perda de cálcio nos ossos é de 1% ao ano. A partir da entrada nessa fase e na menopausa, a perda é progressivamente maior, chegando a 5% ao ano, em geral até 60 anos de idade. Normalmente, após os 60 anos, a perda de cálcio se reduz a níveis anteriores à menopausa, voltando a ter perda em torno de 1% de massa óssea ao ano.

O cálcio também está presente nos dentes e nos ossos da arcada dentária, portanto eles sofrem danos com a perda de cálcio na menopausa. Estudos mostram que 40% das mulheres após 60 anos de idade apresentam doença periodontal com perda de dentes e reabsorção dos ossos da mandíbula que fixavam esses dentes.

Não devemos esquecer que envelhecer é amadurecer, e não deteriorar. Até recentemente a osteoporose era vista como resultado natural do envelhecimento, assim como os cabelos brancos e as rugas. Mas não existe nada de natural na osteoporose. Não podemos considerar natural ter fraturas ósseas com um espirro, uma tosse ou um abraço, nem o fato de encolher e ter dor por fratura de uma vértebra com desabamento sobre os nervos. Se osteoporose fosse parte normal do envelhecimento, todos os idosos deveriam ter osteoporose, o que não ocorre na realidade.

O índice divulgado pelo Ministério da Saúde indica que, em São Paulo, no senso demográfico de 2003, tínhamos uma população de 10.677.017 pessoas, das quais 5.588.644 são mulheres e 1.810.425 estão com idade acima de 40 anos, as quais estão propensas a ter osteoporose e deveriam ser examinadas para prevenção.

No senso do IBGE, acredita-se que haja 10 milhões de mulheres com osteoporose em todo o Brasil, das quais 2.400.000 terão fraturas nos ossos a cada ano e 200 mil morrerão por um fator complicante da fratura. Estima-se que 100 mil mulheres no Brasil tenham fratura óssea do fêmur por ano.

Um trabalho realizado com 407 mulheres em Vitória e Vila Velha, no estado do Espírito Santo, encontrou 33,6% com osteoporose e 33,8% com osteopenia, o que comparativamente mostra que a mulher no Brasil tem incidência de osteoporose e osteopenia semelhante aos valores encontrados na Europa e nos Estados Unidos.

Dados do governo americano apontam um número ainda maior. Em 2002, havia 7.800.000 mulheres com osteoporose e 21.800.000 com osteopenia e havia 2.300.000 homens com osteoporose e 11.800.000 com osteopenia. O total de homens e mulheres com osteopenia e osteoporose era de 43.600.000 pessoas, ou seja, um grande número com risco de fratura óssea. A projeção para 2010 era de 52.400.000 com osteoporose e osteopenia e a National Health and Nutrition Examination Survey (Nhanes) de 2010, demonstrou que havia 10.200.000 adultos com osteoporose e 43.400.000 tinham baixa densidade óssea ou osteopenia, um total de 53.600.000 pessoas e a previsão para 2020 é em torno de 63.900.000 pessoas e, para 2030, de 70.600.000 pessoas somente nos Estados Unidos, o que levou o governo a uma intensa campanha de prevenção. O número de fraturas nos Estados Unidos em 2003 foi de aproximadamente 1.500.00 em decorrência da osteoporose, sendo 80% em mulheres e 20% em homens, das quais 700.000 foram vértebras da coluna, 300.000 em ossos do fêmur e 250.000 em ossos do punho (rádio e ulna). A probabilidade de uma pessoa com mais de 50 anos de idade ter uma fratura óssea até o fim de sua vida é de 14% para as mulheres e de 5% a 6% para os homens.

Trabalho publicado no *Jornal Internacional de Osteoporose* de 1992 mostrava um total de 1.660.000 fraturas em todo o mundo em 1990 e fazia uma projeção de aumento no número delas para 2050 com resultado em torno de 6.260.000 fraturas. Os países da América Latina teriam o maior crescimento no número de fraturas no estudo de 1990 a 2050, em virtude do envelhecimento mais acentuado de sua população.

Anotações

Anotações

CAPÍTU

2

TIPOS DE OSTEOPOROSE E OSTEOPENIA

L O

Podemos dividir a osteoporose em tipo I, ou osteoporose pós-menopausa, cuja perda óssea se deve a alterações hormonais, e outro denominado osteoporose do tipo II, que ocorre com o avançar da idade tanto no homem como na mulher, associado a uma menor disponibilidade de cálcio, vitaminas e minerais necessários aos ossos.

O que diferencia a osteoporose da osteopenia é a quantidade de cálcio que a mulher perdeu dos seus ossos, ou seja, é considerado normal se a mulher perder até 10% do cálcio dos ossos quando comparada com uma mulher normal de 30 anos.

Osteopenia

(OSTEO = osso e PENIA = diminuição)

Perda de cálcio está entre 10% e 25%

Osteoporose

(OSTEO = osso e POROSE = poroso ou frágil)

Perda de cálcio acima de 25%

Podemos ter também:

Osteoporose primária: ocorre nos dois sexos em qualquer idade, mas frequentemente aparece com a menopausa na mulher e em homens, em geral, após os 65 anos. É o resultado de maior perda óssea do que reposição óssea.

Osteoporose secundária: resultante de efeito adverso do uso de algum medicamento ou pela presença de alguma doença metabólica, endócrina, digestiva, neoplasia ou outras que afetem negativamente a formação ou a reabsorção óssea.

Osteoporose juvenil idiopática: é uma doença rara de causa desconhecida que ocorre principalmente em homens entre 8 e 14 anos de idade.

Osteogênese imperfeita: também conhecida como ossos de vidro, é uma doença genética rara que afeta os tecidos conjuntivos e deixa os ossos frágeis , passíveis de serem fraturados facilmente.

Anotações

C A P Í T U

3

HISTÓRIA DA OSTEOPOROSE

Em 1830, um médico da França estudou efeitos de uma doença do corpo humano que afetava os ossos, deixando-os como favos de mel, com grandes buracos internos, enfraquecendo a estrutura óssea. Ele foi o primeiro a chamar essa alteração de osteoporose.

Em 1940, um médico americano, doutor Fuler Albright, fez a conexão entre a osteoporose e o hormônio estrogênio, relacionou-a com a menopausa e instituiu o tratamento com reposição hormonal de estrogênio.

Apesar de serem recentes os aparelhos que podem diagnosticar osteoporose, há relatos muito antigos de osteoporose nas mulheres. Por exemplo, no livro *Egyptian Medicine* [medicina egípcia], de Carole Reeves, lançado em 1992, existe a descrição de um trabalho com 185 esqueletos de adultos do período Nubians, pessoas que viveram na XXV dinastia, (aproximadamente 713-656 a.C.) examinadas em 1960 pelo Dr. Gray. O trabalho demonstrou grandes índices de osteoporose em mulheres e homens e presença de fratura no colo de fêmur de uma mulher sacerdotisa mais idosa, da XXI dinastia, (1070--945 a.C.) chamada Nesi-Tet-Nab-Taris.

Apesar de serem jovens, em média morriam com 35 anos de idade. A rápida perda de massa óssea estava relacionada à má nutrição e, nas mulheres, somava-se à má alimentação, ao estresse reprodutivo em razão das grandes dificuldades que passavam no parto, em que eram frequentes hemorragias e infecções pós-parto.

No jornal *Bone Mineral Reserch*, há um artigo que relata um estudo de múmia do período da XII dinastia (1990-1786 a.C.). O método usado para caracterizar a patologia incluiu estudo da anatomia óssea, estudos radiológicos e dosagens radiológicas. Todos os métodos concluíram índice de osteoporose com fraturas do colo de fêmur e fraturas de compressão de algumas vértebras.[1]

Em 1991, uma múmia egípcia do Museu Britânico, localizado em Londres, foi submetida, no Hospital St. Thomas, a uma tomografia computadorizada acoplada a um computador com software para gerar imagens em 3D. A múmia do sexo feminino com idade entre 19 e 23 anos, estimada pela avaliação de sua arcada dentária, viveu no ano 770 a.C. O estado de preservação a fez candidata ao exame por apresentar áreas intactas

1 (Dequeker J, Ortner DJ, Stix AI, Cheng XG, Brys P, Boonen S (1997) Hip fracture and osteoporosis in a XII dynasty female skeleton from Lisht, Upper Egypt. Journal Bone Mine res 1997 - v. 12: pp. 881-888).

como as orelhas, e nele puderam ser vistos os nervos da coluna vertebral e artérias abertas em suas pernas. Foi dosada a massa óssea de sua coluna e os valores encontrados eram baixos para sua idade. Os valores seriam compatíveis mesmo se fossem apresentados aos 13 anos e, apesar de morrer jovem, certamente iria desenvolver osteoporose mais tarde em sua vida.

Nos últimos vinte anos muitas mudanças ocorreram e o uso dos hormônios sintéticos hoje não é mais aceito como inofensivo e benéfico.

CAPÍTU

4

L O

ANATOMIA DOS OSSOS

Nosso corpo é formado por um tecido ósseo denominado esqueleto que possui uma divisão: esqueleto axial (coluna, bacia) e esqueleto apendicular (braços, pernas, mãos, pés), compondo um total de 206 ossos, conforme ilustrado na figura 1.

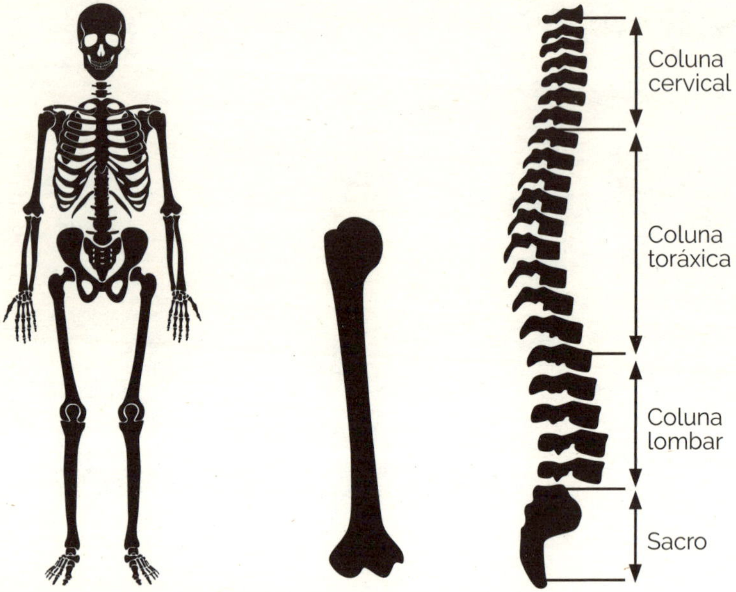

Figura 1 | Esqueleto humano

Esqueleto humano: Fêmur e coluna vertebral

Os ossos mais importantes para a análise da osteoporose são o fêmur e a coluna vertebral, pois são os locais mais frequentes de fraturas, apesar de poder ocorrer em qualquer outro osso.

Todos os ossos estão vivos. Apesar de termos a impressão de ser um material inerte e morto, existem trocas constantes de células, ocorrendo eliminação de células velhas e formação de novas todos os dias. O período dos 20 aos 30 anos de idade é aquele em que o organismo produz mais células ósseas do que destrói, o que resulta em um aumento da massa óssea. A partir dos 30 anos de idade o processo se inverte e começamos a perder mais células ósseas do que produzimos, resultando em perda de massa óssea, que pode levar à osteopenia ou osteoporose. Na figura 2, podemos visualizar um osso com o aspecto normal e outro com osteoporose.

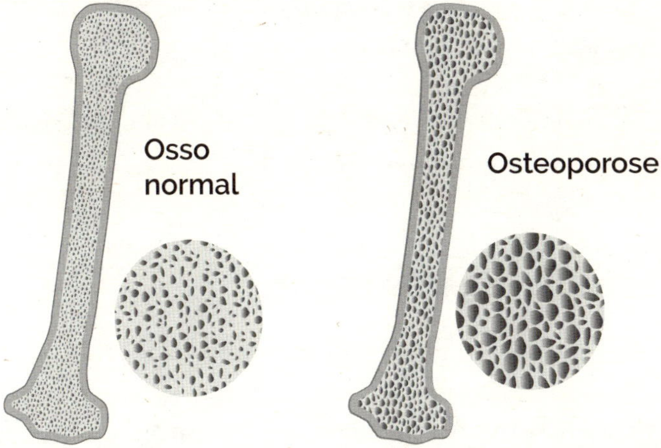

Figura 2 | Vista lateral de vértebras lombares seccionadas

Os ossos têm uma camada externa compacta chamada de cortical, a qual representa 80% do material ósseo. E uma camada interna denominada de medular em que temos 20% da massa óssea formada por traves entrelaçadas, gerando a estrutura interna como uma esponja com pontos de apoio que tornam rígida a estrutura. Entre essas traves temos a medula óssea, que tem um papel importante na formação de células sanguíneas.

As células ósseas estão compostas por osteoclastos e osteoblastos. Esses dois tipos de célula são responsáveis pela remodelação óssea ou *turnover* ósseo, ou seja, a troca de células velhas por novas; os osteoclastos são as células ósseas responsáveis pela retirada e eliminação das células velhas e os osteoblastos são os responsáveis pela formação do novo tecido ósseo. Os ciclos de remodelagem levam em média de três a seis meses, mas fatores orgânicos e externos podem provocar alterações, deixando um ciclo de remodelagem lento, com trocas a cada dois anos, ou muito rápido, com trocas de todas as células a cada mês.

Os ossos são formados por cálcio, magnésio, flúor, sódio, potássio, fibras de colágeno e proteínas, fósforo e outros minerais.

Aproximadamente 99% de todo o cálcio do organismo está depositado nos ossos e nos dentes.

Fisiologia dos ossos

No gráfico 1, é possível duas condições de ossos. À direita, vemos os de adultos normais, em que o osso é removido pelos osteoclastos. À esquerda, é completamente reposto pelos osteoblastos, sem perda óssea. No gráfico 2, vemos um organismo com baixo *turnover*, que pode ocorrer no déficit de nutrientes, os osteoblastos não conseguem reduzir o espaço deixado pelos osteoclastos, deixando a perda óssea local.

Osso normal: osteoclasto e osteoblasto em equilíblio

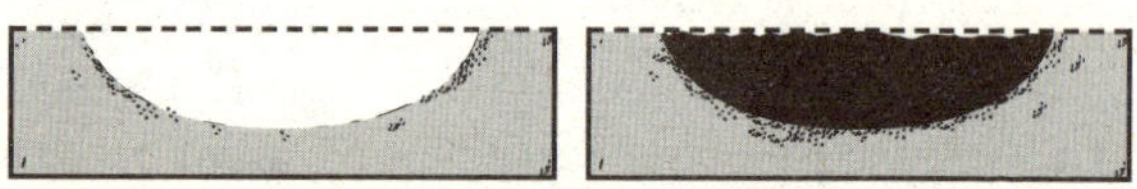

Gráfico 1

Perda óssea: maior perda do que reposição óssea

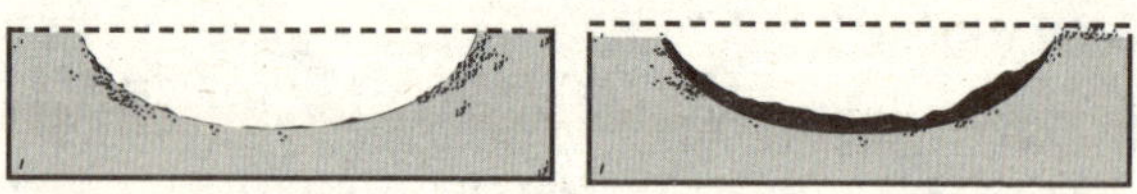

Gráfico 2

■ Osso novo

■ Osso velho

Anotações

C A P Í T U

5

DIAGNÓSTICOS

L O

Do ponto de vista clínico, o diagnóstico de osteoporose é muito difícil, pois é uma doença que não apresenta sinais ou sintomas. Em geral, somente após a fratura ou desabamento de uma vértebra sobre a outra é que o paciente sentirá dor; só então será possível pensar em osteoporose. Portanto, são muito importantes os exames de laboratório para diagnósticos precoces e preventivos.

Os avanços tecnológicos trouxeram uma enorme ajuda aos médicos e seus pacientes. Atualmente é, possível realizar vários exames para auxiliar no diagnóstico e tratamento da osteoporose. Os principais exames são os seguintes:

Raios X

Os raios X, apesar de limitados, podem dar os primeiros sinais de perdas ósseas, mostrando em suas imagens áreas acinzentadas que correspondem à desmineralização, ou seja, perda óssea. Somente aparecem em casos avançados – em geral, com perdas acima de 30% ou 40% de cálcio no osso – e, muitas vezes, já demonstram fraturas ou desabamentos ósseos sem sintomas, contudo é difícil quantificar essa perda de cálcio com a utilização apenas de raios X.

Densitometria óssea

A densitometria mineral óssea (BMD ou DMO) é um exame também com raios X, que possibilita determinar nas áreas examinadas a quantidade de cálcio presente, ou seja, um exame quantitativo. Por meio de comparação da idade do paciente, é possível saber se está dentro de uma faixa normal para a idade, acima da média ou abaixo dela.

No exame, a dosagem é feita em gramas de osso em cada centímetro quadrado (g/cm^2). O resultado é colocado em um gráfico colorido cuja faixa azul representa o normal, abaixo teremos a faixa em verde e amarelo que mostra a osteopenia, e em laranja e vermelho fica a faixa de osteoporose. Alguns aparelhos usam gráficos diferentes dos descritos aqui, mas que podem ser interpretados por sua respectiva legenda. Nesse exame também conseguimos saber, de acordo com a perda de massa óssea, se o risco de fratura é maior ou menor, podendo-se, com base nessa informação, diagnosticar como osteopenia ou osteoporose.

Os aparelhos usados para densitometria óssea atualmente são chamados DXA (*Dual-energy* X *ray absorptiometry* – raios X de absorção de dupla energia), que em geral medem a massa óssea superficial e profunda dos ossos. É solicitada a medida da massa óssea da coluna vertebral lombar e do osso do fêmur unilateral ou bilateral, dividido em região de fêmur de colo, trocanter e triângulo de Ward. Nesse exame, podemos também medir a massa óssea dos antebraços e da bacia, porém não apresentam vantagens adicionais. Para realizar o exame, o paciente apenas fica deitado com as costas apoiadas na mesa, com os pés elevados. O movimento de uma peça sobre o corpo realiza a emissão de raios X e envia informações ao computador, que gera um relatório com a quantidade de massa óssea encontrada. Não é preciso nenhum tipo de injeção de contraste, é indolor e termina em cinco a dez minutos.

O paciente é exposto a uma baixa quantidade de radiação, em torno de 1% da emitida por um aparelho de raios X normal de coluna. Portanto, é seguro e sem riscos à saúde. Aparelhos mais antigos usavam absorção simples de fótons (SPA) ou absorção de raios X simples (SXA) com qualidade inferior aos atuais DXA. Essa melhoria deve-se aos caminhos trilhados pela evolução tecnológica.

Na densitometria óssea, seguimos os padrões da Organização Mundial da Saúde (WHO) e da Fundação Europeia de Osteoporose e Doenças Ósseas, que têm como nível normal ou padrão uma mulher com 30 anos de idade. Consideram-se normais perdas ósseas de até 10%, ou seja, 1 desvio-padrão. A osteopenia é quando a perda óssea em relação a uma mulher de 30 anos for maior do que essa quantidade e menor do que 25% ou 2,5 desvios-padrão. Osteoporose é quando a perda de massa óssea está acima disso e osteoporose grave é quando a perda for maior do que 25% ou acima de 2,5 desvios-padrão. Essa medida é chamada de T-Score, ou seja, medida comparativa com adulto jovem no pico de massa óssea entre 20 e 40 anos de idade.

Outra medida que aparece no resultado do exame é chamada de Z-Score, que representa o resultado dos seus ossos comparados com os de pessoas do mesmo sexo e faixa de idade.

Tanto no Z-Score como no T-Score, os resultados são em desvio-padrão. Se aparecer o sinal negativo à frente, significa perda; se o sinal for positivo, representa massa óssea acima do esperado, ou seja –2,5 desvio é igual à perda de 25% de cálcio dos ossos, e +2,5 desvio é massa óssea 25% maior do que o esperado.

A seguir, no gráfico 3, há um modelo do padrão usado para determinação de osteoporose pela BMD.

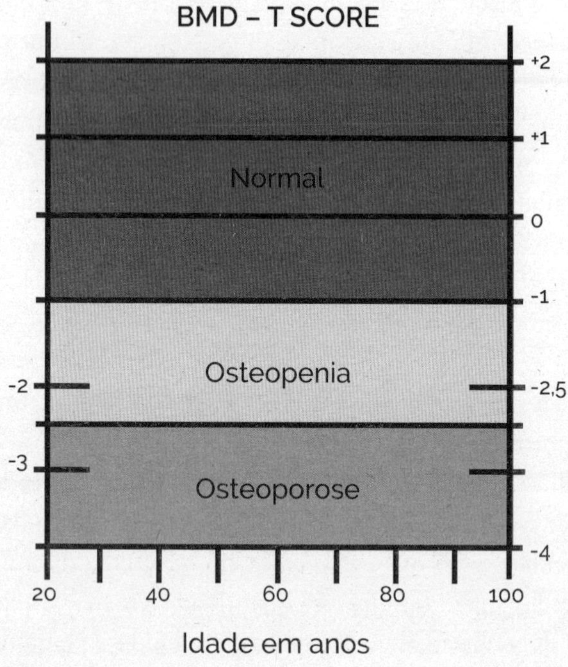

Gráfico 3 | Modelo padrão para determinação de osteoporose.

Veja mais detalhes no capítulo 17 "Apresentação de um caso".

Para controle no caso de perda de massa óssea, devemos repetir o exame de densitometria com um ano de intervalo, pois, como mencionado anteriormente, a remodelagem leva de quatro a oito meses em casos de osteoporose grave. Acima de 25% de perda de massa óssea, podemos realizar a cada seis meses. Em geral, com tratamentos, espera-se a recuperação de 2% a 3% de massa óssea ao ano.

Quanto menor o valor da densitometria óssea, ou seja, quanto maior o desvio-padrão do adulto e a perda de cálcio, maior será o risco de fraturas ósseas. Na figura 3, pode-se ver a máquina da empresa Hologic para a realização do exame de densitometria.

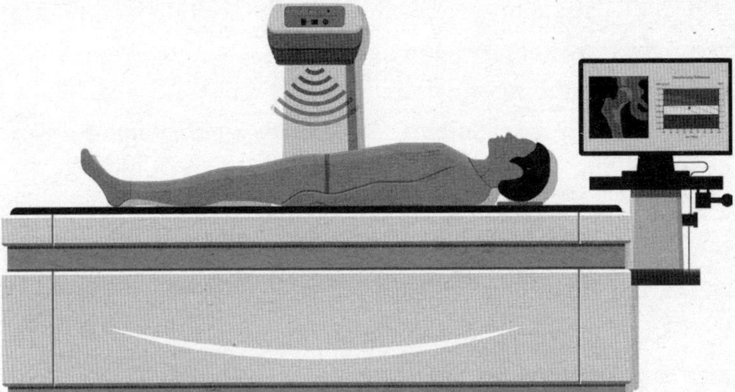

Figura 3 | Esquema de um aparelho de densitometria óssea

Tomografia computadorizada quantitativa

Podemos também dosar a massa óssea por meio de tomografia computadorizada quantitativa (QCT), que demora cerca de vinte minutos para ser realizada. Seu custo é mais elevado, com maior radiação do que os aparelhos de densitometria DXA e não apresenta diferenças significativas nos resultados quando comparada com os aparelhos DXA.

Ultrassom quantitativo de ossos

Com aparelhos especiais de ultrassom, as medidas da osteoporose são realizadas no osso de maneira quantitativa (QUS). O aparelho mede a velocidade da onda sonora atravessando o osso. Se eles forem mais finos, a onda sonora viaja mais lentamente e pode determinar o risco de fratura óssea ao qual o paciente está sujeito – de maneira tão eficiente quanto o aparelho de densitometria DXA – porém com avaliação localizada na extremidade do corpo, no calcanhar ou nas pernas, e com base nesses dados é feita uma avaliação para a coluna e o fêmur.

Apresenta como desvantagem em relação ao DXA o fato de não poder medir diretamente ossos da coluna ou do fêmur, tendo como vantagem um método que não emite radiação. São aparelhos pequenos e portáteis, que podem ser levados a qualquer lugar. O tempo de realização do exame varia entre dez e vinte minutos. Os padrões de resultados são os mesmos usados pela densitometria óssea. Na figura 4 é apresentada a máquina da empresa Hologic para a realização do exame de densitometria por ultrassom e outros como The BeamMed Sunlight MiniOmni Ultrasound Bone Sonometer.

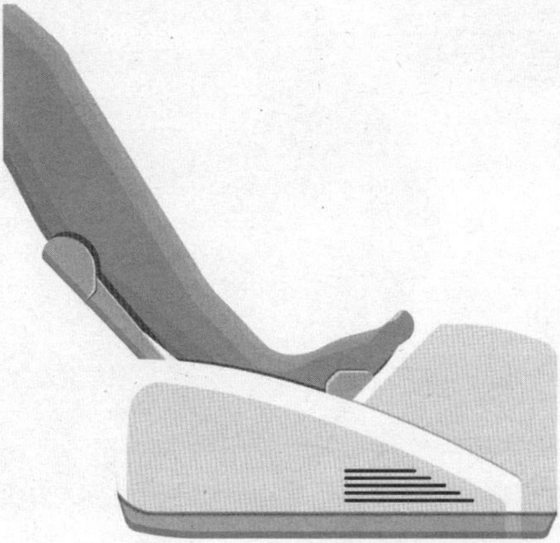

Figura 4 | Aparelho de densitometria por ultrassom

Exames realizados no sangue

Em geral, a dosagem de cálcio e magnésio no sangue é normal e não precisa ser medida.

Além dos exames de rotina, como hemograma, glicemia, colesterol total e frações, triglicérides, dependendo do caso, é possível dosar outras substâncias no sangue que são importantes para ajudar no tratamento da osteoporose, como:

Avaliação do hormônio produzido na tireoide:

Calcitonina

Avaliação de hormônios femininos:

Progesterona
Estradiol
Estriol
Estrona
FSH
LH

Avaliação de hormônios masculinos:

Testosterona Total
Testosterona Livre

Avaliação dos hormônios de tireoide e seus anticorpos:

TSH
T4 livre
T4 total
T3 total
T3 livre
Anticorpo antitireoglobulina
Anticorpo antiperoxidase tireoid ana

Avaliação de formador de hormônios:

DHEAS

Avaliação de hormônio do crescimento:

Dosagem sérica do HGH
IGF-1 (Somatomedina-C)

Avaliação de nível de estresse e função da glândula adrenal:

Cortisol Basal 8h e 16h

Avaliação das funções dos rins:

Ureia
Creatinina

Avaliação das funções do fígado e da vesícula biliar:

TGO
TGP
GAMA GT
Bilirrubina total, direta e indireta

Osteocalcina: é uma proteína não colágena, sintetizada exclusivamente pelos osteoblastos. Durante a síntese da matriz óssea, é eliminada pelos rins e reconhecida como um marcador sensível e específico da formação óssea.

Um aumento dos níveis séricos indica atividade osteoblástica aumentada, enquanto uma diminuição indica menor atividade.

Fosfatase alcalina total: produto das células ósseas, osteoblastos, ou seja, células formadoras de células ósseas novas e quando aumentam mostram *turnover*, ou seja, remodelação ou risco de osteoporose. Alterações do fígado podem causar difosfatase alcalina total, independentemente de os ossos estarem bons ou com perdas. **Essa enzima sintetizada pelos osteoblastos é pouco sensível e não é específica para o osso. Seus valores na osteoporose estão quase sempre em níveis normais.**

Fosfatase alcalina específica: localiza-se na membrana plasmática dos osteoblastos, e está envolvida no processo de formação e mineralização ósseas.

É uma isoenzima óssea fracionada a partir da fosfatase alcalina total. É um marcador sensível da remodelação óssea, sobretudo na mulher pós-menopausa. Trata-se de um índice confiável para estudo e controle da ação de tratamento de prevenção da osteoporose e para o metabolismo ósseo.

Peptídios do pró-colágeno do tipo I: aminoácidos liberados no plasma durante a síntese do colágeno do tipo I. São degradados no fígado e elevados em pacientes com doença hepática, portanto pouco sensíveis e de baixa especificidade para os ossos.

Na reabsorção óssea

Fosfatase ácida tartarato-resistente: produzida pelos osteoclastos, expressa a atividade eles, ou seja, a remoção de células ósseas velhas, mas sua dosagem não se correlaciona tão bem com a remodelação óssea acelerada quanto a dos outros marcadores, citados anteriormente.

Exames realizados na urina

Calciúria em urina de 24 horas

Podemos dosar o cálcio eliminado em urina de 24 horas, ou seja, toda a urina será guardada durante 24 horas para análise. Se houver osteopenia ou osteoporose, notamos um aumento na quantidade de cálcio nessa urina.

Dosagem de hidroxiprolina

Classificada como um aminoácido derivado do colágeno constituinte da matriz óssea, a excreção urinária de hidroxiprolina reflete o catabolismo ósseo. Ela fica elevada em períodos de rápida reabsorção óssea, dessa forma é útil na avaliação do metabolismo ósseo. Porém, não é específica para o osso. Encontramos também em Paget, síndrome de Marfan, fraturas extensas, hiperparatireoidismo, neoplasias com metástases ósseas, osteomalacia, raquitismo, hipertireoidismo e acromegalia, sendo, portanto, de baixa sensibilidade.

Além disso, existe abundantemente na dieta alimentar normal e eleva-se com o volume corporal e em algumas doenças crônicas, mesmo sem envolvimento do sistema ósseo.

Dosagem da hidroxilisina

É também um aminoácido derivado do colágeno e mostra-se com melhor resposta do que a hidroxiprolina para medir o *turnover* ósseo, pois não depende da dieta, porém sua determinação é mais complexa.

Piridolina e deoxipiridinolina - Pyrilinks-D

São ligações presentes no colágeno que estabilizam essa molécula na matriz extracelular e são liberadas durante sua degradação pelos osteoclastos. Embora presentes na dieta, não são absorvidas, sendo consideradas, relativamente, enzimas específicas da reabsorção óssea.

A deoxipiridinolina (DPD) é liberada na circulação durante a reabsorção óssea e excretada via renal sem metabolização, e por não sofrer alteração pela dieta ou por exercícios, sua concentração urinária representa a taxa real de *turnover*.

Níveis acima dos valores normais demonstram perda óssea. Pode ser verificada em exame de urina de 24 horas ou amostra única.

N e C telopeptídeos do colágeno tipo I - NTx

A avaliação dos produtos específicos da degradação da matriz óssea fornece dados sobre o *turnover* ósseo, ou seja, o índice de metabolismo ósseo. Cerca de 90% da matriz orgânica do tecido ósseo é formada por colágeno do tipo I, uma proteína helicoidal com ligação cruzada nos terminais N e C da molécula e que forma a estrutura básica e a resistência do tecido ósseo.

Os N-telopeptídeos de ligação cruzada com colágeno tipo I (NTx) são um indicador sensível da reabsorção óssea. É o produto final da atividade osteoclástica, encontrado na urina. Níveis elevados de NTx indicam elevada reabsorção óssea. Os valores urinários apresentam-se aumentados na mulher pós-menopáusica e são suprimidos pela Terapia de Reposição Hormonal (TRH), pelos bisfosfonatos e, ainda, por alguns moduladores seletivos para receptores estrogênicos (SERMs).

Portanto, mesmo sendo um bom marcador do metabolismo ósseo, valores normais não afastam a existência de osteoporose nem a necessidade de tratamento.

Outros exames auxiliares

1,25-di-hidroxivitamina D

Dosagem no sangue para fazer análise de deficiência de vitamina D no organismo.

A 1,25-di-hidroxivitamina D estimula a absorção de cálcio do intestino, sendo produzida nos rins. Em pacientes com insuficiência renal, seus níveis podem ser baixos. Níveis elevados são encontrados em casos de intoxicação por uso do hormônio sintético, hiperparatireoidismo e hipercalcemia.

25-hidroxivitamina D

A dosagem de 25-hidroxivitamina D tem suas maiores indicações na definição de estados de carência vitamínica, em especial em geriátricos ou com osteoporose, e no diagnóstico de casos de intoxicação por vitamina D.

Dosagem sérica do PTH

O PTH promove a conversão de 25-hidroxivitamina D (25-OHD) em 1,25-di-hidroxivitamina D (1,25-di-idroxico-lecalciferol). Nos rins, o metabólito di-hidroxivitamina D estimula diretamente a captação intestinal de cálcio. O PTH também promove a liberação de cálcio do osso, além de aumentar a reabsorção e diminuir a excreção renal de cálcio. Promove ainda a excreção de AMP cíclico, hidroxiprolina, sódio, potássio e bicarbonato, além de inibir a reabsorção de fosfato, aumentando a fosfatúria.

Mineralograma

É um exame realizado com fios de cabelo, pelo qual, por dosagem de absorção atômica de massa, identificam-se a quantidade de cada mineral e os metais tóxicos presentes. Quando comparados com os valores normais, são relatados os sintomas que isso pode trazer, quais doenças pode favorecer e a melhor dieta para seu equilíbrio.

O mineralograma mostra como está a quantidade e o equilíbrio entre os nutrientes do organismo e ajuda a determinar a quantidade necessária de reposição para cada elemento.

No caso de pacientes com perda de cálcio, osteopenia ou osteoporose, encontramos um aumento do cálcio no cabelo, que significa uma perda de cálcio dos ossos.

Portanto, o cálcio eliminado vai se depositar na pele, no cabelo, nas articulações, nos músculos, nos rins, na vesícula biliar e, por essa razão, teremos reações do organismo nesses locais, causando seu ressecamento com formação de rugas e envelhecimento precoce. No cabelo causa ressecamento e queda; nas unhas se deposita, deixando-as fracas e com descamação, como folhas finas de papel; na urina também haverá eliminação com riscos de formar cálculos renais; na via digestiva aumenta o risco de formação de pedras na vesícula biliar. Nas articulações os depósitos causam dores e enrijecimento matinal.

Além das informações sobre o cálcio, o mineralograma fornece dados importantes, como a quantidade presente de magnésio, potássio, cobre, manganês, boro e estrôncio, a qual pode interferir na absorção e na perda de cálcio pelo organismo, se existe intoxicação por alumínio, que também pode levar à osteoporose. O magnésio é fundamental para fixação do cálcio nos ossos, assim como o boro e o potássio; o cobre e o manganês diminuídos e o estrôncio aumentado podem prejudicar a absorção do cálcio. No gráfico 4, é possível avaliar os níveis de um mineralograma. O exemplo é da Trace Elements Inc.

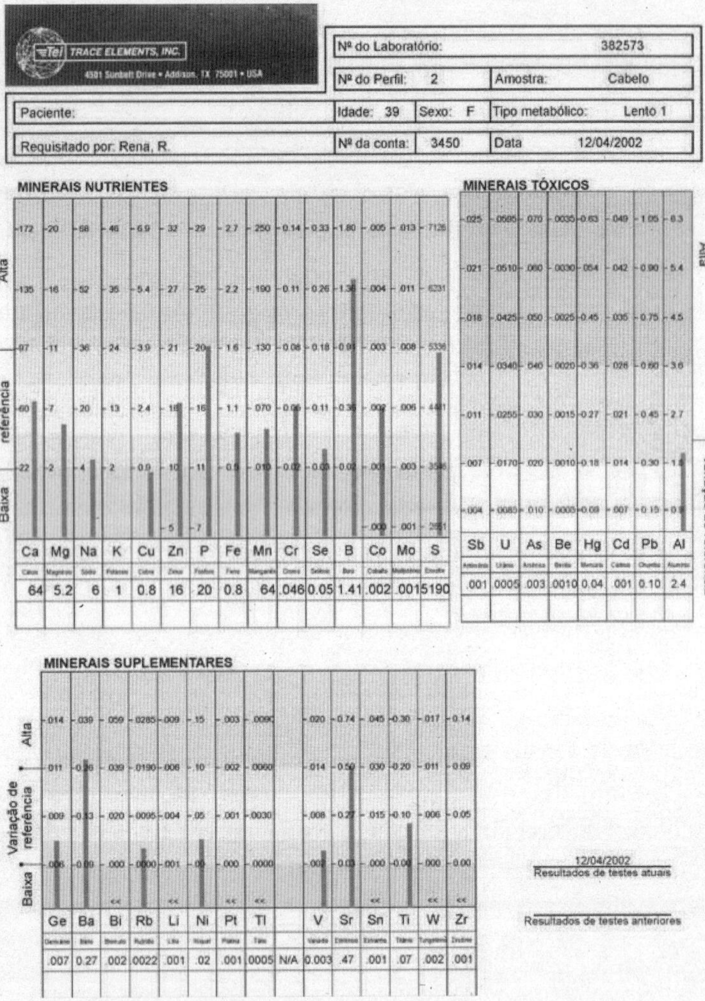

Gráfico 4 | Modelo de mineralograma com gráfico da Trace Elements Inc.

Protocolo técnico de medicamentos do Governo do Estado de São Paulo para o uso de alendronato e calcitonina

- ✓ Laboratoriais.
- ✓ Dosagem sérica e urinária de cálcio.
- ✓ Dosagem sérica e urinária de fósforo.
- ✓ Dosagem sérica de fosfatase alcalina.
- ✓ Dosagem de piridinolina, desoxipiridinolina e hidroxipiridinolina urinária nos centros em que esses exames estiverem disponíveis.
- ✓ Radiografias ósseas (coluna dorsal e lombar): quadro característico, presença às vezes de fraturas patológicas, encunhamento vertebral.
- ✓ Densitometria óssea (quando disponível): perda de massa óssea acima de dois desvios-padrão.

C A P Í T U

6

RISCOS DE DESENVOLVER OSTEOPENIA OU OSTEOPOROSE

L O

Existem muitos fatores de risco que podem levar um paciente a desenvolver a osteoporose, mas não quer dizer que se você tiver um deles vai ter a doença ou que esse fator de risco aumenta sua chance de desenvolver a osteoporose, porém, quanto maior for o número, maior será o risco de desenvolver osteoporose. A função dessa análise dos fatores de risco é realizar a prevenção e o diagnóstico precoce com tratamento adequado específico para cada caso.

Esses fatores de risco podem ser diferenciados. Em seguida, veremos detalhadamente o que aumenta o risco de desenvolver osteoporose.

Sexo

O sexo feminino tem quatro vezes maior risco ou probabilidade de desenvolver osteopenia ou osteoporose do que o sexo masculino.

Genética

Pacientes de pele e olhos claros têm maior risco de desenvolver osteoporose.

Hábitos pessoais

Pacientes tabagistas (fumantes) e pacientes que ingerem bebidas alcoólicas, refrigerantes ou café com frequência têm maior risco de desenvolver osteoporose.

Idade

Mulheres em fase de menopausa e perimenopausa e homens e mulheres acima de 65 anos de idade têm maior risco de desenvolver a doença.

Doenças

Hiperparatireoidismo: uma doença que aumenta a produção de hormônio da glândula paratireoide (paratormônio), que vai resultar em aumento do nível de cálcio no sangue por retirada de cálcio dos ossos.

Hipertireoidismo (aumento da função da tireoide): portadores dessa doença têm maior risco de desenvolver osteoporose.

Portadores de diabetes, doenças renais ou hepáticas crônicas, câncer, doenças do sistema digestivo de má absorção, como a doença intestinal de Crohn, apresentam um risco maior de desenvolver osteoporose.

Uso de medicamentos que interferem nos ossos

Usuários ativos ou inativos de hormônios da tireoide (l-tiroxina, tri-iodotironina e tiratricol) para tratar hipotireoidismo (diminuição da função da tireoide) ou em fórmulas para emagrecer (Euthyrox®, Puran T4®, Triac®, Syntroid® e outros).

Usuários ativos ou inativos de cortisona ou seus derivados em tratamentos para alergias, bronquite, asma, artrite, reumatismos, psoríase, lúpus e outras doenças imunológicas (Dipropan®, Meticorten®, Prednisona®, Solucortef® e outros).

Usuários de antiácidos à base de alumínio para gastrite, úlceras, hérnia de hiato, esofagite (Maalox®, Mylanta® e outros).

Adeptos de diuréticos no controle de pressão ou fórmula de emagrecimento (Lasix®, Moduretic®, Higroton® e outros).

Dependentes de medicamentos anticonvulsivos, barbitúricos ou fenitoína (para tratar epilepsias) como Haldol®, Gardenal® etc.

Usuários prolongados do mineral lítio.

Consumidoras de pílulas anticoncepcionais por períodos de vinte a trinta anos.

Usuárias de hormônios como gonadotrofina para tratamento de câncer ou para estimular gravidez.

Dependentes de anticoagulantes como Heparina®, Warfarin®.

Transplantados, pois necessitam usar drogas como ciclosporina e glicocorticoides para imunossupressão, ou seja, diminuir o risco de rejeição do organismo ao novo órgão transplantado.

Todos os medicamentos citados aumentam a chance de desenvolver a osteoporose.

Estresse

Pacientes sujeitos a estresse frequente com aumento da cortisona sanguínea, que pode ser dosada às 8h e às 16h para confirmação de estresse, que aumenta o risco de desenvolver osteoporose.

Antecedentes familiares

Em mulheres com antecedentes familiares de osteopenia ou osteosporose, foram demonstrados fatores genéticos em estudos com gêmeas. Ter antecedente familiar de osteoporose aumenta o risco de desenvolvimento da osteoporose.

Atividades físicas

Pacientes sedentários, ou seja, que não praticam atividades físicas, apresentam maior risco de desenvolver osteoporose.

Mulheres atletas têm maior risco de desenvolver osteoporose por supressão dos estrogênios.

Dieta

Alterações na dieta do paciente, como as apresentadas a seguir, aumentam o risco de desenvolver osteoporose e devem ser cuidadosamente analisadas para o tratamento e a prevenção da perda de massa óssea.

- ✓ Índice de massa corporal baixo (proporção peso/altura) ou baixo peso.
- ✓ Dieta rigorosa e desbalanceada para emagrecimento.
- ✓ Desnutrição ou pouca ingestão alimentar de cálcio, vitamina D na fase de formação óssea.
- ✓ Ingestão baixa de cálcio ou de vitamina D na fase adulta.
- ✓ Alta ingestão de fósforo em forma de pão, carne vermelha, batata. O fósforo aumenta a excreção urinária de cálcio.
- ✓ Alta ingestão de refrigerantes, porque o gás presente neles é o fosfórico, que libera fósforo e aumenta a perda de cálcio na urina. Piora ainda mais nos tipos cola que apresentam, além do ácido fosfórico, a cafeína, que também aumenta a diurese e a perda de mais cálcio.
- ✓ Alta ingestão de café, pois já mencionamos que aumenta a diurese e a perda de cálcio na urina.
- ✓ Alta ingestão de açúcar, pois ele aumenta a excreção urinária de zinco, sódio e cálcio, e aumenta a liberação de cortisol, que pode eliminar ainda mais cálcio na urina.
- ✓ Alta ingestão de sal, pois acima de 300 mg de sal ao dia a perda de cálcio na urina aumenta.

✓ Alta ingestão de proteína animal ou diminuição de ácido clorídrico no estômago (hipocloridria), necessário para a digestão das proteínas, e como diminui com o envelhecimento, aumenta a eliminação de cálcio na urina.

Cirurgia anterior

Pacientes com cirurgia no estômago decorrente de úlcera, câncer de estômago ou para emagrecimento.

Mulheres com menopausa cirúrgica, ou seja, histerectomia e/ou oforectomia (retirada cirúrgica de útero e/ou ovários por miomas ou doenças do útero e do ovário). Essas cirurgias aumentam o risco de desenvolver a osteoporose.

Radioterapia

Pacientes que realizaram radioterapia parar tratar câncer na região do abdômen correm maior risco do desenvolvimento da osteoporose.

Intoxicação por metal tóxico

Pacientes com intoxicação por alumínio (metal tóxico), encontrado em produtos enlatados, panelas, antiácidos para azia (hidróxido de alumínio), desodorantes e antiperspirantes, queijos processados, picles, água tratada (mesmo que filtrada), correm maior risco de desenvolver a osteoporose. O alumínio é absorvido e se deposita nos ossos, prejudicando a formação de novos ossos, ou seja, diminui a neoformação da remodelagem.

Como se pode ver, são inúmeros os fatores e cada pessoa terá um risco diferente, o que requer cuidados diversos. É importante também observar que em alguns fatores podemos interferir, diminuindo ou até mesmo excluindo esse risco, e outros fogem ao controle, não havendo possibilidade de alterá-los.

CAPÍTU

7

COMPLICAÇÕES DA OSTEOPOROSE

L O

Consequências após fratura por osteoporose

Consequências físicas

Dor leve ou dor forte e crônica, compressões de nervos com paralisia de partes do corpo. Após fraturas ósseas nas vértebras da coluna, podem ocorrer deformidade permanente e diminuição da altura da pessoa, curvatura acentuada da coluna (lordose), deixando a cabeça mais baixa e dificultando a visão para a frente. Às vezes, é necessário utilizar bengala ou até mesmo cadeira de rodas, com perda da capacidade de realizar alguns movimentos, de capacidade de trabalho e de atividades rotineiras do dia a dia.

Apenas 20% das pessoas não sobrevivem mais do que um ano após a fratura. E somente 30% dos pacientes voltam a ter funções como antes da fratura.

Consequências psicossociais

Em casos de pós-fratura 30% dos pacientes são levados para casas de repouso.

Os sintomas emocionais mais frequentes em pacientes com osteoporose são:

- ✓ Medo;
- ✓ Ansiedade;
- ✓ Depressão.

Consequências financeiras

O governo dos Estados Unidos gasta 15 bilhões de dólares anualmente com custo do tratamento da osteoporose. É preciso somar ainda as quantias pagas em invalidez e perda de produtividade. No Brasil, Foram realizados 3.252.756 procedimentos relacionados ao tratamento de osteoporose em idosos do Brasil no triênio 2008-2010, que totalizaram R$ 288.986.335,15. A faixa etária de 60-69 anos (46,3%) foi a que mais realizou procedimentos, e a população de 80 anos ou mais foi a que apresentou maior gasto por procedimento, em torno de R$ 106.000.000,00 milhões no triênio. As mulheres foram majoritárias em termos de quantidade (95,6%) e de gastos (76%) com procedimentos. O gasto médio por procedimento apresentou uma grande disparidade entre homens e mulheres, de quase 7 vezes (R$ 480,14 versus R$ 70,85, respectivamente). Os procedimentos ambulatoriais predominaram em quantidade (96,4%) e os hospitalares, em recursos (70,4%).[2]

Complicações físicas

As consequências das fraturas podem variar de acordo com o local afetado, cujo sintoma pode ser dor leve, forte ou contínua, podendo levar a compressões de nervos com paralisias de partes do corpo. O maior risco é a fratura óssea da coluna que pode ocorrer após a queda, pelo peso do corpo ou até por espirros, em casos mais avançados.

Após fraturas ósseas nas vértebras da coluna, nota-se a diminuição da altura da pessoa com curvatura acentuada da coluna, deixando a cabeça mais baixa e com dificuldade de enxergar para a frente, necessitando muitas vezes de cirurgia com aumento do risco de morte.

As fraturas em antebraços, dos ossos rádio ou da ulna necessitam de atendimento médico com imobilização com gesso por quarenta a sessenta dias e, se houver deslocamento do osso, às vezes, é preciso cirurgia para alinhar o osso antes de imobilizar com o gesso.

2 Disponível em: https://www.scielosp.org/article/ssm/content/raw/?resource_ssm_path=/media/assets/rbepid/v17n3/pt_1415-790X-rbepid-17-03-00719.pdf.

As fraturas de bacia, que são na verdade do osso da perna, o fêmur, em sua parte próxima à bacia, necessitam de cirurgia para colocação de placas e pinos, ou até mesmo prótese de cabeça de fêmur. Sendo uma cirurgia de risco, em torno de 20% dos pacientes morrem nos primeiros seis meses após a intervenção cirúrgica. Dos 80% sobreviventes, que em geral já se apresentavam dependentes e limitados antes mesmo da fratura, aproximadamente 30% ficará dependente o resto da vida de cadeira de rodas e do auxílio de enfermagem.

Outra complicação é o arqueamento da coluna. O aumento da curvatura da coluna, chamado de lordose, compromete a postura e pode levar à incapacidade para andar, necessitando, às vezes, do uso de bengala ou até mesmo de cadeira de rodas.

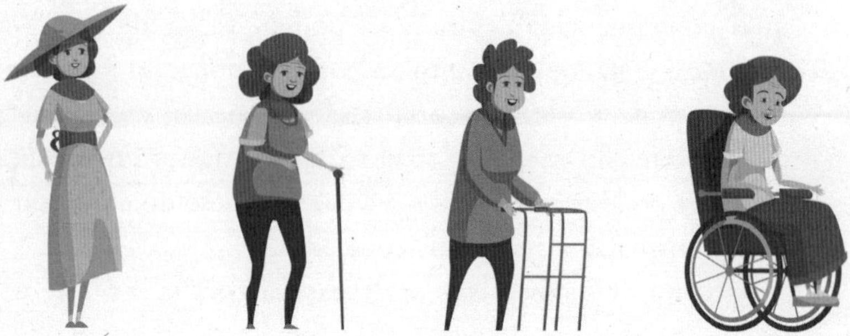

Figura 5

Anotações

CAPÍTU

8

COMPLICAÇÕES DA OSTEOPENIA

L O

Na osteopenia, temos uma perda de cálcio e enfraquecimento dos ossos que pioram progressivamente, precisamos tratar o quanto antes e de maneira adequada para não evoluir para osteoporose.

O risco de fratura em pacientes com osteopenia é menor quando comparado com pacientes com osteoporose.

Porém pacientes com osteopenia apresentam um risco maior de fraturas quando comparamos com indivíduos que têm ossos normais.

Portanto, queda e impactos em pacientes com osteopenia são tão perigosos para fraturas quanto em pacientes com osteoporose e os cuidados e os tratamentos utilizados para a osteoporose aplicam-se também no pacientes com diagnóstico de osteopenia.

Por isso, pacientes com osteopenia também apresentam riscos de complicações, como as fraturas ósseas, evolução para osteoporose, aumento de cálcio livre circulante com risco de litíase renal e em vesícula biliar, cabelo seco e com aumento de queda, pele seca com aumento de rugas, unha frágeis com quebra e descamação.

Anotações

CAPÍTU

9

L O

PARA ONDE FOI O CÁLCIO DOS OSSOS NA OSTEOPENIA E NA OSTEOPOROSE?

O cálcio que o paciente perde de seus ossos vai para a corrente sanguínea e para os chamados tecidos moles – mencionado no capítulo "Diagnósticos", no item "Outros exames auxiliares".

Frequentemente, a pele desses pacientes fica ressecada e com rugas, mostrando envelhecimento precoce, o cabelo fica seco e quebradiço, com aumento de queda, as unhas ficam fracas e descascam. Nas articulações, podem ocorrer dores ou enrijecimento, que são maiores pela manhã, e melhoram com o início da movimentação e as atividades diárias, nos músculos há sintomas de tensão com dor nos ombros e no pescoço. Na bexiga, que é formada por um músculo liso, a presença do cálcio em excesso provoca contração, o que diminui seu volume, provocando vontade de urinar várias vezes seguidas, pois sua capacidade de armazenar urina fica menor. Nos rins, o grande perigo é a formação de cálculos renais (pedras) que também pode ocorrer na vesícula biliar.

Por ironia, na osteopenia e na osteoporose, há perda ou falta de cálcio nos ossos, porém excesso na circulação e em seus tecidos. Por isso, antes de pensar em reposição de cálcio para o paciente, precisamos devolver ao osso o cálcio que já saiu e somente depois iniciar a reposição do que foi eliminado; caso contrário, corremos o risco de piorar todos os sintomas e os riscos citados.

Relembrando, não adianta dar só cálcio ou cálcio e vitamina D, prática que tem mais de vinte anos. Sabemos hoje que há necessidade de outros componentes bioquímicos para fixar o cálcio e formar um osso com alta densidade e resistência, pois, além de cálcio e vitamina D, é preciso magnésio, vitamina B6, vitamina K, manganês, boro, sílica, zinco e outros minerais em quantidades balanceadas, para que o osso tenha boa densidade e resistência.

Anotações

CAPÍTU

10

COMO DIMINUIR OS RISCOS DE QUEDAS

L O

É muito importante tratar da osteoporose e da osteopenia, porém é mais importante ainda não cair. É preciso cuidar para que a visão esteja sempre boa e se necessitar de óculos, mantê-los sempre perto, de preferência presos ao pescoço com cordão e colocá-los sempre que for andar. Cuidar também da audição e usar o aparelho auditivo se for necessário.

Tomar cuidado com o uso de medicamentos que possam dar tontura, desequilíbrios ou sonolência, como os calmantes.

Evitar tomar bebidas alcoólicas, que podem também diminuir o reflexo e provocar tonturas.

Usar sempre sapatos com sola antiderrapante. O solado liso aumenta o risco de escorregar. De preferência, os sapatos devem estar presos nos pés. Evitar chinelos e sandálias, que podem aumentar o risco de tropeçar e cair. Saltos são traidores, portanto, nem pensar em usá-los. A sola do sapato deve ser flexível, o que faz com que ele se molde ao arco do pé e se adapte melhor a qualquer tipo de terreno.

Sempre que for colocar as meias, roupas e sapatos, primeiro se sente. Vestir-se em pé exige equilíbrio e não se pode correr riscos.

Os armários devem ser baixos ou deve-se usar apenas as prateleiras até onde se possa alcançar os produtos ou as roupas sem usar escadas ou banquinhos. Coloque os produtos e os utensílios que usa mais frequentemente em um local mais fácil de visualizar e pegar.

Oriente os funcionários ou os familiares responsáveis pela limpeza da casa para não passar cera nem polidores no chão, para evitar escorregões.

Procure instalar telefone em várias partes da casa para maior haver comodidade ao atender e para diminuir a distância, além de ser útil no caso de necessitar pedir ajuda.

O maior número de quedas ocorre nas escadas. Coloque corrimão nos dois lados e use-os ao subir ou descer e instale tiras de material antiderrapante nos degraus. Existem produtos importados próprios, com um lado áspero e outro adesivo que são de fácil aplicação, mas isso pode ser improvisado usando-se lixas de madeira compradas em casas de materiais de construção. Faça tiras de 2 cm de largura e coloque-as com cola de madeira ou cola quente nos degraus da escada. Isso pode e deve ser feito também dentro do box do banheiro e no chão das banheiras. Instale interruptor de luz para acender e apagar as luzes no início e no final da escada e mantenha sempre uma boa iluminação nesse local.

Evite ter nas passagens de sala, quartos, corredores e cozinha mesas pequenas, objetos soltos como pufes, estátuas, mesas de apoio e outros similares para não obstruírem a passagem.

Os tapetes devem ser evitados e, se usados, tenha o cuidado de colocar embaixo um forro antiderrapante.

Observe se não existem tacos soltos no chão. Não tenha de forma alguma fios elétricos ou de telefone soltos no chão da casa.

Somente compre sofás e cadeiras fáceis de sentar e levantar. Experimente antes de comprar.

No banheiro, os riscos com o piso molhado também aumentam. Coloque barras de apoio, como de corrimão de escada, nas paredes internas do box de banho. No chão, coloque fitas adesivas ou tapetes antiderrapantes. O ideal é que você tenha um pequeno banco plástico para tomar seu banho sentado e o chuveiro seja de tubo longo (chuveirinho ou ducha de mão).

No quarto, você deve ter sempre interruptores de luz próximos à cabeceira da cama e, toda vez que levantar, acenda a luz. Nada de andar pelo escuro até o outro lado do quarto para depois acender a luz ou ir ao banheiro no escuro para não espantar o sono. Se você cair, será pior. Acenda a luz mesmo que esteja em racionamento de energia. Se não tiver interruptores ao lado da cama, pode instalar um abajur e sempre acendê-lo antes de se levantar da cama ou comprar luz própria para a iluminação do chão e dos corredores. Essas lâmpadas são ligadas a tomadas, têm sensor de claridade e só acendem no escuro.

Ao se levantar, tenha sempre o cuidado de primeiro se sentar na cama, colocar os sapatos, ainda sentado, se erguer devagar e, após alguns segundos em pé, começar a andar. Levantar rapidamente pode causar tontura e queda.

Podem parecer exageradas ou inúteis tantas recomendações, mas saiba que osteoporose e queda significam fraturas, e com as fraturas vêm os riscos de morte e invalidez. Seja prevenido e não sofra sem necessidade. Abandone os preconceitos de que isso é para velho. Osteoporose é uma doença séria e deve-se ter cuidado.

Quando está com gripe, você toma sorvete? Corre na chuva? Sai no frio após um banho quente? Eu tenho certeza de que respondeu não a todas essas questões. Por que você não faz essas coisas? Para não ter pneumonia ou para não piorar da gripe. Então por que ter preconceito em fazer algumas mudanças para evitar uma fratura?

Anotações

CAPÍTU

11

EXERCÍCIOS FÍSICOS

L O

Os exercícios são fundamentais para a saúde e ainda mais para as pessoas com osteoporose, osteopenia ou risco de desenvolver osteoporose.

Vários estudos médicos mostraram que exercícios que causam impacto no osso promovem aumento da massa óssea em até 3% em um ano e, quanto mais jovem for o indivíduo, maior esse aumento. Isso ocorre até mesmo em mulheres de idade avançada, e como bônus há um aumento da massa muscular, o que leva a maior estabilidade do corpo e mais força muscular, diminuindo-se muito o risco de queda, a principal causa de fraturas e suas complicações.

A quantidade de exercício segue orientações gerais de trinta minutos ao dia, cinco vezes por semana.

Os exercícios mais recomendados para aumentar a massa óssea são os de resistência ou impacto sobre o osso com peso de equipamentos de ginástica ou do próprio corpo sobre as pernas e a coluna, como os exercícios aeróbicos, subir escadas, dançar, caminhar, jogar tênis, correr e jogar futebol ou basquete. Exercícios com pouco efeito na massa óssea são aqueles com pouco impacto ou pouca resistência, como natação, andar de bicicleta e jardinagem.

Numa revisão de 24 estudos de exercícios aeróbicos e massa óssea em mulheres, o Dr. George A. Kelley, do Hospital Geral de Massachusetts, observou que as mulheres que fazem exercícios regulares mostram um aumento de 2% na massa óssea em comparação com as mulheres que não fazem atividade física. Notou também referências de melhora do controle do equilíbrio e da força muscular, o que reduz o risco de queda. Em média, a mulher que faz caminhada por trinta minutos, três vezes por semana, ganha ao ano 0,4% de massa óssea na coluna vertebral lombar, enquanto as que não fazem têm perda de 2% de massa óssea na coluna lombar ao ano.

As que fizeram caminhadas ganharam 1,4% de massa óssea no fêmur ao ano e as que não fizeram perderam 0,6% de massa óssea ao ano.

Alguns trabalhos mostram uma melhora ainda maior com exercícios de mais impacto, como pesos ou corridas, no entanto, devemos avaliar cada caso, pois as corridas aumentam também o risco de queda e de fraturas.

A caminhada é permitida para quase todas as mulheres. Ela não requer nenhum equipamento e pode ser feita em qualquer horário, não tem custo o tempo de atividade, mas se a paciente estiver em condições físicas adequadas e com tempo e dinheiro disponíveis, deve associar os exercícios com peso às suas caminhadas.

Lembrar que antes de iniciar qualquer atividade física deve-se passar por avaliação médica para saber se o exercício pretendido pode ser realizado sem danos.

A atividade física, portanto, além de ser benéfica para várias funções do organismo, aumenta a massa óssea, conforme discutimos nos trabalhos apresentados anteriormente, aumenta também a massa muscular, o que ajuda a ter mais força muscular com redução do risco de queda e consequente fratura óssea. O exercício físico melhora também o equilíbrio, que é fundamental para diminuir quedas, e aumenta a mobilidade articular, com redução das dores. Na composição da figura 6, é possível ver diversas atividades físicas.

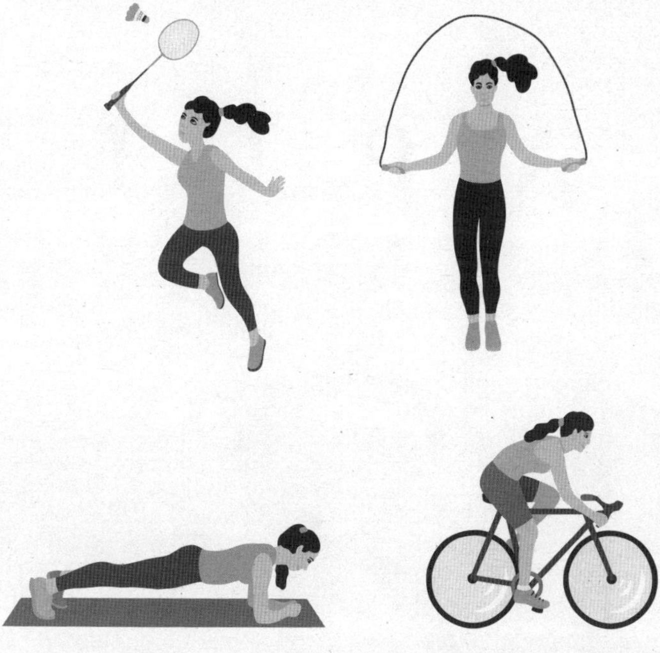

Figura 6

CAPÍTU

12

OPÇÕES DE TRATAMENTO

L O

Todo tratamento só deve ser iniciado após diagnóstico da doença e de suas causas, portanto, antes de descrever os produtos para corrigir a perda de cálcio ou sua reposição nos ossos, devemos lembrar de corrigir os fatores de risco que contribuíram para a doença. Se fumar, pare de fumar ou continuará a perder cálcio; se não faz atividades físicas, comece agora mesmo ou continuará a perder cálcio; corrija sua dieta e controle o estresse, ou todo o tratamento estará comprometido e acontecerá o fracasso.

Os tratamentos podem ser divididos em três tipos:

Produtos que diminuem a velocidade de reabsorção ou perda óssea

- ✓ Reposição hormonal natural (TRN);
- ✓ Reposição hormonal química ou sintética (TRH);
- ✓ Reposição hormonal bioidêntica (TRB);
- ✓ Moduladores seletivos de receptor de estrógenos (SERMs);
- ✓ Calcitonina;
- ✓ Bifosfonatos;
- ✓ Anabolizantes.

Produtos que aumentam a formação óssea

- ✓ Flúor (fluoreto de sódio);
- ✓ Calcitriol;
- ✓ Hormônio da glândula paratireoide;
- ✓ Hormônio do crescimento.

Produtos que ajudam a fixação óssea

- ✓ Boro;
- ✓ Cálcio;
- ✓ Chá verde;
- ✓ Cobre;
- ✓ Estrôncio;

- ✓ Fósforo;
- ✓ Iodo;
- ✓ Magnésio;
- ✓ Manganês;
- ✓ Ômega 3;
- ✓ Vitamina A;
- ✓ Vitamina B6;
- ✓ Vitamina C;
- ✓ Vitamina D;
- ✓ Vitamina K;
- ✓ Zinco.

Produtos que diminuem a velocidade de reabsorção óssea

Terapia de reposição hormonal natural (TRN)

Ipriflavona

É um fitoestrógeno, ou seja, estrógeno derivado de planta, extrato modificado da soja. Nos estudos realizados ele mostra um aumento de massa ou densidade óssea e diminui o *turnover* ósseo, ou seja, diminui a perda óssea por reabsorção causada pelos osteoclastos e estimula os osteoblastos, que formam massa óssea nova. É seguro, não apresenta os riscos dos produtos hormonais químicos, não tem atividade de estrógeno nem ativa receptores de estrógenos, por isso pode também ser usado em homens com perda de massa óssea.

A ipriflavona tem sua absorção no intestino delgado, sendo favorecida na presença de alimentos. A eliminação é feita quase toda na urina por via renal e muito pouco por via intestinal. Inúmeros trabalhos mostram que a ipriflavona tem bom efeito na redução da dor associada à osteoporose, na melhora da massa óssea, na diminuição do risco de fraturas e na melhora da mobilidade (movimentos), principalmente quando se associa ipriflavona com cálcio, vitamina D, vitamina K, fluoreto, boro e manganês.

A dose usual da ipriflavona é de 300 mg duas vezes ao dia ou 200 mg três vezes ao dia.

Outros fitoestrógenos são usados para tratar a menopausa. A terapia de reposição natural ajuda a diminuir a velocidade de perda óssea, por isso pode ser usada no tratamento de osteoporose. Os principais fitoestrógeno usados na menopausa são os seguintes:

Licorice root (Glycyrrhiza glabra)

Nativo da Europa e da Ásia, o licorice usado na medicina é obtido da raiz da planta.

Os componentes ativos dessa planta são saponinas (triterpenos), flavonoides, isoflavonas, esteroides e os cumarínicos.

Tem efeitos positivos na asma, nas infecções do trato respiratório, como expectorante e antitussígeno, e para tratar de dores abdominais, úlceras do aparelho digestivo e nas disfunções do fígado, como esteatose e hepatite.

Prescrita já nos tempos de Hipócrates para prevenir a sede, é a única substância doce reconhecida por essa ação específica. Já era conhecida e usada pelos egípcios e assírios como bebida para aquecer e como diurético.

É usada nas mulheres para o tratamento dos sintomas da tensão pré-menstrual (TPM), com melhora dos sintomas da depressão, a vontade de comer doces aumentada nesse período, diminui o inchaço causado pela retenção de líquido e melhora a dor nos seios causada pelas variações hormonais.

Por causa de suas propriedades antiestrogênicas que contrabalançam os níveis desse hormônio (estrogênio) em relação ao hormônio progesterona, é usado por mulheres na menopausa com sintomas de tensão pré-menstrual (TPM). O licorice atua bloqueando os efeitos da aldosterona, hormônio produzido pela glândula suprarrenal que reduz a excreção de sal (sódio) pelo organismo no sistema urinário, evitando, assim, a retenção de água e o inchaço do corpo pelo acúmulo de sal.

A dose usual é de 100 a 600 mg ao dia de glycyrrhizin, ou seja, de 5 a 15 gramas da raiz.

Chasteberry (Vitex agnus-castus)

Nativa do Mediterrâneo e da Ásia, é conhecida pelos gregos há dois mil anos ou mais.

Agnus-castus – *castus*: puro – tem a ver com a associação que era feita entre a planta e a castidade desde tempos remotos. Suas sementes lembram os grãos da pimenta. Os egípcios e assírios também conheciam seus poderes e usavam como diuréticos, reguladores (menstruais) e para melhorar constipação intestinal.

Seus princípios ativos são os flavonoides e os óleos essenciais. São usados os frutos maduros e frescos e as folhas.

Os principais estudos do *Vitex* se baseiam na preparação desenvolvida pelo médico Gerhard Madaus, em 1930, de um extrato de frutas secas patenteado com o nome de agnolítico.

Ele foi o primeiro a observar que a formulação tinha o efeito de aumentar o nível do hormônio progesterona, produzido pelo organismo feminino. Pesquisadores atuais acreditam que sua substância regula também a função da glândula hipófise, que, ao detectar níveis aumentados de estrogênio, ordena aos ovários que diminuam sua produção de estrogênios, ou seja, ela trabalha em antagonismo, como gangorra; se subir um, tem de abaixar o outro.

A planta é usada com sucesso para tratamento de irregularidades menstruais e em mulheres que querem engravidar, mas apresentam dificuldades. Desempenha também o papel de regularizar os ciclos menstruais em pacientes com ovários policísticos e diminui o risco de abortos. Na menopausa é uma boa opção no equilíbrio dos hormônios e na melhora dos sintomas de calores. Diminui o nível de FSH e inibe a lactação por, diminuir a produção de prolactina. Diminui o apetite e a flatulência e melhora o sono.

Os estudos clínicos mostram que os benefícios dessa planta podem demorar seis meses ou mais para aparecer, dependendo do grau de desequilíbrio hormonal existente. No tratamento da tensão pré-menstrual pode mostrar sua ação já na próxima menstruação.

A dose usual varia de 20 a 100 mg ao dia.

Black cohosh (Cimicifuga racemosa)

Nativa dos Estados Unidos, Canadá, Europa e Ásia. Conhecida popularmente nessas regiões como *Black cohosh* por ser preta a cor de sua raiz medicinal.

A parte da planta usada é a raiz fresca e seca.

Os ingredientes ativos da planta são os chamados triterpênicos (27-deoxyactein) e flavonoides.

Os índios norte-americanos ferviam a raiz e com a infusão tratavam problemas variados das mulheres relacionados com a menstruação e a menopausa.

Tem efeito de aliviar as ondas de calor, principalmente, mas também atua sobre a atrofia e o ressecamento vaginal e melhora a depressão hormonal da menopausa.

Em um estudo feito na Alemanha, onde a planta é muito usada e pesquisada, o extrato da planta diminuiu os sintomas da menopausa em 80% de 629 pacientes que tomaram a substância, depois de seis a oito semanas de uso.

Em outro estudo alemão, feito com sessenta pacientes, sua eficiência em estados de ansiedade e depressão mostrou efeito positivo superior ao do calmante Diazepam®.

O uso da *Cimicifuga racemosa* também é recomendado para mulheres que não podem fazer uso da reposição hormonal química (TRH) por causa do risco de desenvolver câncer de seio ou do endométrio ou melanoma maligno, decorrente de antecedentes familiares ou por ter tido um desses cânceres tratado.

Estudos com cultura de células de tumor *in vitro* (em laboratório) demonstraram que ela inibe a proliferação celular, isto é, inibe o crescimento das células de câncer.

A *Cimicifuga* liga-se aos receptores de estrogênios e diminui assim o LH, hormônio que quando se eleva na menopausa resulta em sintomas como ondas de calor, depressão e desânimo, entre outros, e não apresenta efeito sobre a produção de FSH.

Em um estudo com placebo controlado e 8 mg de *Cimicifuga racemosa* comercial, chamada de Remifemin®, realizado por Duker, em 1991, com 110 mulheres por dois meses, mostrou FSH semelhantes nas mulheres que tomaram o placebo e nas que tomaram o Remifemin®, mas os níveis de LH foram bem menores nas mulheres que tomaram o Refinem® e também a melhora dos sintomas da menopausa foram muito maiores nas mulheres que usaram a planta.

O Remifemin® era da empresa alemã Enzematic Therapy. Após os escândalos públicos dos riscos dos hormônios químicos, a marca e a fórmula foram compradas pela empresa farmacêutica americana Smithkline Beecham, uma das maiores empresas de produção de hormônios químicos para menopausa.

Foi realizado outro trabalho por Lehmann-Willenbrock, em 1988, com sessenta mulheres que tiveram cirurgia de retirada de útero (histerectomia) com pelo menos um ovário presente e acima de 40 anos de idade. Elas foram comparadas após a divisão em três grupos, sendo um com uso de estriol 1 mg, um com uso de *Cimicifuga racemosa* 8 mg e um grupo usando estrogênio químico, estrogênios conjugados 1,25 mg. A avaliação empregou no estudo a dosagem dos hormônios LH e FSH e o índice de sintomas clínicos chamado de Kupperman-index. Todos os grupos tiveram grandes melhoras dos sintomas da menopausa e dos níveis de hormônios no sangue; portanto, a *Cimicifuga racemosa* é tão eficaz quanto o estrogênio químico e sem riscos.

Outro trabalho realizado por Vorbwerg, em 1984, com cinquenta mulheres na menopausa, por três meses, usando Remifemin® em gotas (40 gotas duas vezes ao dia), pela análise de sintomas clínicos Kupperman-index e pela análise de sintomas emocionais e psicológicos usando o Índice *Profile Mood States* (POMS) e avaliação clínica geral pelo método de escala da *Clinical Global Impressions* (CGI) mostrou melhora em todos esses protocolos de avaliação após o uso de três meses de *Cimicifuga racemosa.*

***

Estudos feitos com ratos que ingeriram aproximadamente noventa vezes a dose ideal durante seis meses demonstraram o mesmo resultado e sem efeitos colaterais.

Nos humanos, podem raramente ocorrer reações adversas leves, como dor abdominal ou náusea.

Não deve ser usada por mulheres grávidas ou que estão amamentando.

A dose usual é de 2 a 12 mg ao dia do princípio ativo 27-deoxyactein ou 12,5 mg a 120 mg da raiz da planta.

Trevo vermelho ou Red clover (Trifolium pratense)

Proveniente da Europa, África e Ásia. São usadas as flores frescas e secas da planta.

Tem como princípios ativos as isoflavonas, os flavonoides e os cumarínicos.

É usada também para tratar problemas dermatológicos (pele) como eczemas e psoríases e para tratar bronquite e tosse, por sua ação expectorante e antiespasmódica.

Para as mulheres, traz alívio para os sintomas da menopausa, como o calor. A dose usual é de 4 gramas três vezes ao dia em forma de chá.

Damiana (Turnera diffusa)

São usadas suas folhas, originárias do Golfo do México, Caribe e África. Seu princípio ativo é a tanina.

Usada como afrodisíaco e reparadora de disfunções sexuais, induz à euforia e ao relaxamento. É um diurético leve, usado em forma de chá ou cápsulas.

A dose usual é de 300 a 500 mg ao dia.

Dong quai (Angelica polymorpha)

Usada no controle dos sintomas da menopausa, nas cólicas menstruais, na tensão pré-menstrual, na irregularidade menstrual e na osteoporose, em dose usual de 300 a 1.000 mg ao dia.

Ginseng (Panax ginseng, Pfaffia paniculata, Ginseng siberiano, Ginseng americano)

Usa-se a raiz da planta. Os princípios ativos fundamentais são saponinas triterpenos e ginecosídeos.

Apresenta melhora no cansaço, no desânimo e no estresse do organismo, é reconhecido como afrodisíaco, usado por diabéticos após as refeições, pois apresenta diminuição do açúcar sanguíneo. Apresenta também efeitos antiviral, anticoagulante, antioxidante, antineoplásico (anticancerígeno), melhora a concentração, a disposição e gera energia.

A dose usual é de 100 a 1.000 mg ao dia.

Isoflavonas

São estrogênios derivados de plantas, fitoestrogênios, semelhantes ao estradiol, melhoram os sintomas da menopausa, a osteoporose, protegem o coração de mulheres na menopausa e diminuem o colesterol LDL (ruim). São extraídos da soja com componentes ativos chamados genisteína e daidzeína, usados em toda a Europa com destaque na Alemanha e nos Estados Unidos. Uso diário de 40 a 80 mg do extrato, ou seja, 15 a 30 mg de isoflavonas ativos.

Óleo de prímula *(Oenothera biennis)*

Originário da América do Norte, Europa e Ásia. Extraído das sementes e da planta fresca, rico em ácidos graxos.

Composto de ácido gamalinoleico (8% a 14%), linoleico (65% a 80%) e oleico (6% a 11%) e ácido palmítico (7% a 10%).

Importante no tratamento das ondas de calores da menopausa, tensão e cólica pré-menstrual, dores nas mamas por displasia mamária, dermatite e eczemas (alergias de pele), psoríase, dores articulares e musculares e tratamento de colesterol e triglicérides elevados e como anti-inflamatório.

As doses diárias usuais variam de 1.000 a 8.000 mg.

Yam mexicano (Dioscorea villosa, Wild yam) Progesterona natural

É usada a raiz seca, ou rizoma. Os princípios ativos relevantes são saponinas, diosgenina, que têm efeito de fitoestrogênio.

É um precursor de hormônios como progesterona e estrogênio, testosterona e DHEA, porém o organismo não tem capacidade de transformá-lo em hormônio. Somente em laboratório podemos ter a conversão do Yam mexicano em produto semelhante à progesterona, ou seja, a progesterona natural.

Estimula receptores de estrogênios e por isso melhora a osteoporose, a tensão pré-menstrual e as cólicas menstruais.

Não há risco de câncer de mama ou útero com seu uso, e notamos a melhora da pele seca, da vagina seca, dos calores da menopausa, da queda de cabelo, da diminuição da libido.

O uso da progesterona natural tem bases em trabalhos principalmente do médico americano, Dr. John R. Lee. A progesterona natural antigamente poderia ser retirada dos corpos lúteos de ovários de porcos ou de placentas após o parto, mas hoje usam-se plantas como o Wild yam, com a chamada hidrólise, processo químico que transforma as plantas ricas em saponinas em produtos chamados de sapogeninas.

A absorção dos saponinos por via oral é pequena e tem efeito pouco durador, porque ao passar pelo fígado é destruída; porém, com a transformação da hidrólise em sapogenina agem melhor, principalmente em forma de creme ou gel para aplicar na pele. Via intramuscular precisa de base oleosa, o que torna a injeção dolorosa e incômoda. Via retal ou vaginal é bem absorvida e muito usada na Europa, mas com barreiras de preconceito nos Estados Unidos e aqui no Brasil.

O meio eficiente, barato e de fácil aceitação é o transdérmico, ou seja, em gel ou creme para aplicar na pele. É usado ao deitar, espalhando-se em movimentos circulares até a absorção, tomando-se o cuidado de aplicar em local diferente a cada noite, podendo ser usado nas pernas, braços e abdômen. A quantidade varia entre 20 e 80 mg ao dia. Pode ser usado diariamente na menopausa ou de forma cíclica por 21 dias, parando 7, e na perimenopausa, tensão pré-menstrual ou nos casos de miomas, usado no período do 12º ao 26º dia do ciclo menstrual, sendo o primeiro dia o primeiro sinal menstrual.

A progesterona natural tem efeitos importantes na menopausa, diminuindo os calores, melhorando a pele, a depressão, a secura vaginal, a perda da libido e a insônia, mas é na osteoporose que notamos uma grande ajuda quando associada aos minerais necessários e ao cálcio.

Lembre-se de que o uso da planta *in natura* sem a hidrólise não possui o efeito de hormônio semelhante ao da progesterona.

Terapia de reposição hormonal química ou sintética (TRH)

Os estrógenos químicos e os progestagênicos são largamente usados para tratar menopausa e osteoporose, pois a Terapia de Reposição Hormonal ajuda a diminuir a velocidade de perda óssea. Mas os riscos são considerados maiores do que os benefícios, já que temos muitas outras alternativas como descrito até aqui. Somente se não resolver com esses produtos anteriores devemos pensar em terapia de reposição hormonal química ou sintética (TRH).

O uso do estradiol e dos progestagênicos (TRH) por três anos mostra um aumento da massa óssea em 5% na coluna vertebral e 2,5% a 3% na bacia e fêmur, mas perde-se caso seu uso seja suspenso.

Não serão comentados os hormônios sintéticos usados na TRH neste livro, pois todos sabemos dos riscos que já vinham sendo alertados há mais de vinte anos nesses produtos e, finalmente, em julho de 2002, os trabalhos nos Estados Unidos provaram que existem mais riscos do que benefícios em usá-los, portanto eles devem ser cuidadosamente recomendados. A partir dessa data, o Food and Drug Administration (FDA) obrigou que todos os remédios que contenham esses componentes apresentem nas caixas advertência de que o seu uso causa câncer, aumenta o risco de derrames, infartos e tromboembolismo.

Terapia de reposição hormonal bioidêntica (TRHB)

Alguns pesquisadores defendem a ideia de que o uso de hormônios com estrutura química ou molecular e quantidade igual à encontrada no organismo da mulher, independentemente da fonte da qual se origina, seja ela natural ou sintética, o que importa é que seja idêntica, não apresenta riscos à saúde da mulher.

A TRHB faz uso dos estrogênios bioidênticos, ou seja, estrógenos iguais aos das mulheres, não estrógenos conjugados equinos, hormônio extraído da égua grávida que é usada na TRH. Usada a progesterona idêntica à da mulher, e não a medroxiprogesterona que é uma progestatina, portanto não bioidêntica. O mesmo ocorre com a testosterona, que não deve ser usada a química metiltestosterona. Para ser considerada terapia-bioidêntica, necessita ser igual à que o organismo produz, mesmo que use transformações químicas para isso.

Em 1980, surgiram fórmulas de uso mais seguro, com a proporção de 80% de estriol, 10% de estrona e 10% de estradiol, chamada de reposição triestrogênica, ou usando apenas 90% de estriol e 10% de estrona, sem estradiol, chamada de biestrogênica, ambas associadas à progesterona natural ou bioidêntica.

O estriol é um estrogênio produzido no organismo das mulheres pela placenta durante a gravidez e tem um papel protetor contra células de câncer. Nos trabalhos em laboratório para estimular células cancerosas de mama, o estradiol é mil vezes mais potente do que o estriol. Um trabalho publicado no jornal da associação médica americana, já em 1966, demonstrava a diminuição do risco de câncer de mama em mulheres que usavam o estriol e a redução do tumor nas que apresentavam células de câncer de mama.

O Dr. Follimgstad, que publicou seu trabalho no *New England Journal of Medicine*, usou pequenas doses de estriol em um grupo de mulheres, na menopausa, que tinham câncer de mama espalhado, e conseguiu uma remissão (redução) ou desaparecimento em 37% dos casos, e foi considerado mais eficiente do que o tamoxifeno para mulheres com câncer de mama.

A dose usual do estriol via oral é de 1 a 5 mg ao dia, podendo ser usada também via vaginal.

Por isso, podemos também usar somente o estriol associado à progesterona natural ou bioidêntica.

O estradiol, estron e estriol bioidênticos usados na TRHB são obtidos por síntese química a partir da soja (isoflavona) ou do Yam mexicano (*Dioscorea vilosa*) em laboratório.

A progesterona bioidêntica é obtida sinteticamente a partir da origem vegetal que contenha diosgenina e stigmasterol. A testoterona bioidêntica é obtida sinteticamente a partir do colesterol ou do DHEA.

Moduladores seletivos de receptor de estrógenos (SERMs)

Também conhecidos como SERMs, os moduladores seletivos oferecem os mesmos benefícios dos estrógenos, porém com seletividade de receptores, portanto oferecem menores riscos, que ainda são muito cedo para confirmar, pois foram aprovados pelo FDA em 2000.

Tamoxifeno

Foi a primeira geração dos SERMs, com o nome comercial de Novaldex®, que provou seu efeito protetor contra câncer de mama e melhora na massa óssea, mas apresentou como efeito colateral aumento do colesterol e lipídios – ou gorduras do sangue – e aumento do risco de câncer de endométrio uterino. Como efeito colateral, apresenta calores no rosto (fogachos) e aumento do risco de tromboembolia ou coágulos sanguíneos capazes de causar infartos, derrame, embolia pulmonar, depressão, risco de distúrbios visuais e cataratas.

Nos estudos norte-americanos, foram identificados aumentos de risco de câncer de endométrio e coágulos sanguíneos. Nessa mesma oportunidade, verificou-se a presença de 33 casos de câncer de endométrio em mulheres que usaram o tamoxifeno, contra catorze casos no grupo com uso de placebo. Na embolia pulmonar com risco de morte, foram encontrados dezessete casos em mulheres usando tamoxifeno contra seis em mulheres no grupo tomando placebo. Nos coágulos sanguíneos em grandes vasos tivemos trinta casos em mulheres com uso de tamoxifeno contra nove em mulheres em uso de placebo.

O aumento de sintomas como fogachos ou calores da menopausa com o uso de tamoxifeno foi relatado no trabalho de Love R. R., com o título de "Sintomas associados com o tamoxifeno no tratamento da mulher na menopausa".

No trabalho divulgado no Alerta nº 35 de ginecologia e obstetrícia do Dr. Speroff, em setembro de 1999, alerta-se para o aumento do risco de câncer de cólon (intestino grosso) em mulheres em tratamento com o uso de tamoxifeno e raloxifeno.

Outro grande risco provém de informações anteriores dizendo que o tamoxifeno e o raloxifeno diminuiriam o risco de câncer de mama, porém o que se nota após cinco anos de uso é que o que era efeito aparente de proteção contra esse mal passa a ser fator de promoção de câncer de mama, segundo o artigo "Descobrindo a verdade sobre o tamoxifeno: problemas de multiplicidade na avaliação estatística de dados biomédicos", publicado no *Jornal do Instituto Nacional do Câncer* (Nath. Cancer Inst), nº 87, pp. 627-9.

Outro trabalho também publicado no *Jornal do Instituto Nacional do Câncer,* n. 87, p. 1829, comenta que nenhum benefício se nota nas mulheres após cinco anos de uso do tamoxifeno. Portanto, se usar, não devemos ultrapassar esses cinco anos indicados, pois deixaríamos de ter benefícios e passaríamos a somar apenas os riscos.

O trabalho de Hemmink K. e colaboradores: "Tamoxifeno induz alterações em DNA de células do endométrio uterino em biópsia de pacientes com câncer de mama em tratamento com tamoxifeno", foi publicado no *Cancer Research Journal*, n. 56, pp. 4374-7.

O tamoxifeno é hoje o medicamento anticâncer mais usado nos Estados Unidos. Ele tem sido usado para tratamento do câncer de mama, e as estimativas mostram consumo de um milhão de tamoxifeno ao mês. Em resumo, as vantagens do tamoxifeno seriam redução da incidência do câncer de mama e diminuição da recorrência do câncer de mama, diminuição da perda óssea e melhora na osteoporose e como fatores desfavoráveis ou desvantagens do uso estariam a depressão, a perda de memória, os fogachos, a embolia pulmonar e o câncer de endométrio no útero.

A Dra. Susan Love, especialista em mama, escreveu um artigo no jornal *The New York Times* em 3 de agosto de 1999, no qual relata:

> Que o tamoxifeno mostrou uma diminuição na incidência de câncer de mama em 49% em mulheres com alto risco de câncer, porém o número de mulheres estudadas que tiveram câncer de mama foi relativamente pequeno; os resultados foram que 4,3% das mulheres que desenvolveram câncer de mama estavam no grupo tomando placebo enquanto no grupo de mulheres que tomavam tamoxifeno 2,2% delas desenvolveram câncer de mama, isto significa que 95,7% tomaram o remédio sem nenhum benefício e ainda aumentou o risco de morte delas por embolia pulmonar, derrame cerebral (AVC) e coágulos nas pernas, com aumento de risco de dois a três vezes de apresentar câncer uterino, catarata, hemorragia vaginal e fogachos, vale a pena usar?

Raloxifeno

A segunda geração de SERMs, com nome comercial de Evista®, do laboratório Eli Lilly, foi aprovado em 1997, pelo

FDA. Pode prevenir a perda de cálcio dos ossos sem aumentar o risco de câncer de mama, sem interferir nos lipídios ou gorduras do sangue e sem aumento de risco de câncer de endométrio do útero, porém em algumas mulheres pode apresentar como efeito colateral fogachos, calores e vermelhidão no rosto e aumento do risco de tromboembolia ou coágulos sanguíneos capazes de causar infartos, derrame ou embolia pulmonar.

Nos estudos diminuiu o risco de fratura óssea em 40 a 50% na coluna vertebral. Os estudos ainda não podem garantir em longo prazo que o raloxifeno não pode causar aumento de risco de câncer de útero, como acontece com o tamoxifeno, pois tem apenas três anos de estudos em 10.000 mulheres. Devemos aguardar ainda mais tempo para poder afirmar com segurança essa informação divulgada pela empresa.

Os estudos sobre o colesterol também merecem crítica, pois foram realizados por apenas seis meses, mostrando diminuição do LDL (colesterol ruim) sem melhora ou piora do HDL (colesterol bom). Esses efeitos se manteriam nos próximos anos?

Com toda certeza teremos novas gerações de SERMs lançadas no futuro com melhora óssea, porém sem riscos para a saúde da mulher que utilizar esse medicamento.

Nos estudos também não observamos nenhum efeito benéfico na memória ou na concentração.

No trabalho divulgado no Alerta nº 35 de ginecologia e obstetrícia do Dr. Speroff, em setembro de 1999, ele destaca o aumento do risco de câncer de cólon (intestino grosso) em mulheres em tratamento com o uso de tamoxifeno e raloxifeno.

O Evista® tem mostrado efeito de bloqueio do estrógeno no cérebro. A dúvida que fica aos médicos é que, sem estrógeno, o cérebro poderia diminuir a memória ou levar ao risco da doença de Alzheimer em suas usuárias? Isso só poderemos saber dentro de trinta ou quarenta anos, portanto é preciso tomar cuidado ao indicar a medicação e não lembrar apenas de seus benefícios, mas pesar também os riscos para cada paciente.

Calcitonina

É um hormônio produzido na glândula tireoide e também por algumas espécies de peixe. É um polipeptídeo e tem como função reduzir a reabsorção dos ossos (redução da ação dos osteoclastos) e pode diminuir, portanto, a perda de cálcio, diminuindo o risco de fraturas. Pode ser encontrado à venda em forma de spray nasal ou injeções.

Os efeitos colaterais são raros, mas podem ocorrer náusea, mancha vermelha na pele ou, no caso de spray nasal, irritação da mucosa do nariz, contudo, em geral, essas são ocorrências raras.

O uso da calcitonina pode ser em forma de spray nasal ou injetável, usando produto extraído do salmão, e deve ser evitado, portanto, em pacientes alérgicos a peixe.

Os resultados de um único trabalho clínico controlado indicam diminuição de fraturas osteoporóticas em vértebras em 40%. A calcitonina nasal foi um avanço em relação à injetável, mas hoje é a forma menos efetiva para o tratamento da osteoporose e prevenção de fraturas.

Bifosfonatos

Apresentam a capacidade de prevenir a perda de cálcio dos ossos ou reduzir o ritmo acelerado de perda. Eles interferem na reabsorção do cálcio, diminuindo a velocidade de remodelagem por meio de inibição da destruição dos ossos pelos osteoclastos sem destruí-los.

No uso dos bifosfonatos, os efeitos de melhora na massa óssea aparecem nos primeiros 12 a 24 meses, sendo menores após esse período, interrompendo-se o uso.

Após cinco anos contínuos de utilização, não apresenta perda nos próximos dois anos. Na média, em mulheres usando apenas essa medicação, os trabalhos demonstram um aumento de 1% a 3 % na massa óssea em um ano de uso do produto.

Existem vários laboratórios que produzem bifosfonatos.

Etidronatos

Os primeiros foram chamados de etidronatos e surgiram em 1990. Apresentaram nos trabalhos, em dois anos de uso, redução no número de fraturas ósseas e aumento de massa óssea quando comparado ao uso de placebo, porém, após três anos de uso, não apresentaram mais diferenças entre mulheres usando o produto ou o placebo. Por isso, o FDA negou o pedido de aprovação para tratar e prevenir a osteoporose.

Alendronato

É a segunda geração dos bifosfonatos. Esse produto foi aprovado pelo FDA para uso em tratamento de osteoporose (10 mg ao dia) e para prevenção de osteoporose (5 mg ao dia). O alendronato inibe a reabsorção óssea, mas sem alterar a formação óssea nova, portanto provoca menos destruição, mesma formação e balanço positivo, o que representa aumento de massa óssea na prática. Quando mulheres em menopausa são tratadas por três anos, notamos um aumento de 6% da massa óssea da coluna lombar e 2% a 4% de aumento da massa óssea na bacia quando comparado a mulheres tratadas com placebo. Estudos mostraram redução em até 50% do risco de fraturas na coluna vertebral, no fêmur, próximo à bacia, e no antebraço das pacientes com osteoporose.

A dose recomendada no tratamento de osteoporose é de 10 mg para uso diário, porém importantes efeitos colaterais podem ocorrer, como irritação do estômago, do intestino e esofagite ou raros casos de úlceras esofágicas com perfuração. Para prevenir esses riscos, recomenda-se que a medicação seja tomada pela manhã em jejum, com um copo de água com temperatura ambiente ou morna e ficar em pé ou sentada e não deitar por trinta minutos, e somente comer ou beber qualquer coisa após esses minutos iniciais. Atualmente, para reduzir o risco de irritações digestivas com os mesmos resultados, temos à disposição para uso semanal comprimidos de 70 mg, que devem ser tomados uma vez por semana, pela manhã, em jejum, com um copo de água com temperatura ambiente ou morna e ficar em pé ou sentada e não se deitar por trinta minutos, e somente comer ou beber qualquer coisa após o período inicial. Para os pacientes que tiverem intolerância digestiva com a medicação, devemos interromper o medicamento por duas semanas e depois tentar novamente. Em geral, a reintrodução é bem-aceita.

Um estudo de três anos com o alendronato mostrou que mulheres menopausadas em uso de alendronato, com osteoporose e história de fratura vertebral, diminuem em 30% a 50% o risco de novas fraturas e reduzem em 90% o risco de múltiplas fraturas na coluna após doze meses de uso.

O risco de fraturas na bacia e no fêmur reduz em 50% no período de 18 meses de uso com melhora na qualidade da massa óssea.

As fraturas de punho diminuem 48% e as outras fraturas têm redução de 30% após 12 meses de uso do alendronato.

Risendronato

Risendronato é o mais recente bifosfonato aprovado pelo FDA. Nos estudos, mulheres que usaram risendronato por três anos apresentaram 50% de redução no risco de desenvolver novas fraturas na coluna vertebral. Esse estudo foi feito em pacientes que já haviam sofrido fraturas nas vértebras da coluna anteriores ao tratamento e comparadas com mulheres em uso de placebo também com fraturas vertebrais anteriormente ao início do uso de placebo. Nesses trabalhos também notaram diminuição no risco de fraturas de bacia. Como efeito colateral, também apresenta irritação e riscos de úlceras no sistema digestivo.

Alguns trabalhos com o risendronato mostram redução de 41% a 65% nos riscos de fraturas e o aumento na qualidade dos ossos aparece após um ano de uso de 5 mg do produto ao dia. Mulheres com fraturas prévias na coluna mostraram 60% de diminuição no risco de fratura na bacia.

Dois bifosfonatos usados anteriormente para tratar metástase de câncer por aplicação endovenosa, ou seja, nas veias do paciente, mostraram-se eficientes no tratamento da osteoporose, e merecem ser usados. São o ácido zolendrônico (Zometa®) e o palmidroato (Aredia®).

Os estudos mostram que o uso de uma injeção de ácido zolendrônico aplicado na veia durante 15 minutos apresenta uma redução do *turnover*, ou seja, da perda óssea e tem a duração de um ano inteiro no organismo.

O ácido zolendrônico-zolendronato é um bifosfonato também. Os bifosfonatos, apesar de mostrarem bons resultados, são pouco biodisponíveis na forma oral, e podem causar efeitos colaterais na mucosa digestiva.

Um estudo de um ano, randomizado, duplo cego e placebo-controlado usou o bifosfonato, potente ácido zolendrônico intravenoso, em cinco grupos diferenciados pelas doses usadas. Os grupos receberam dose de 0,25 mg, 0,50 mg e 1 mg a cada três meses. Um grupo recebeu uma dose anual de 4 mg em dose única e outro de 2 mg a cada seis meses. A análise da densidade mineral óssea da coluna lombar mostrou que os cinco grupos com ácido zolendrônico tiveram melhor resultado do que o placebo, com aumento de BMD lombar de 4,3% a 5,1% nos pacientes com ácido zolendrônico comparados com placebo e, em colo de fêmur, um aumento de 3,1% a 3,5% em relação ao placebo.

O palmidronato é usado também injetado na veia, porém com aplicações que levam de duas a três horas e devem ser feitas a cada três meses. Também mostrou aumento da massa óssea, porém não houve redução na incidência de fraturas ósseas e apresentou como efeito colateral dores nos músculos com sintomas semelhantes aos da gripe.

Portanto, ainda é recomendável esperar o término desses trabalhos para indicar como complemento do tratamento o uso das mediações injetáveis anuais ou trimestrais.

Anabolizantes

Os chamados anabolizantes ou andrógenos são hormônios presentes nos homens em maior quantidade, mas presentes também no organismo feminino. Esses hormônios também diminuem em quantidade quando as mulheres entram na menopausa. A reposição desses componentes ajudam-nas nessa fase, aumentando a libido e as massas muscular e óssea.

O uso de anabolizantes, derivados da testosterona, mostrou aumento de massa óssea e o mais usado é o Deca-durabolin® injetável, porém os efeitos colaterais são muitos e incluem alterações no fígado, aumento dos pelos, voz grossa, acne, retenção de líquido e outros, por isso ele é apenas citado como produto disponível, mas não é aconselhado.

Outro produto seria o precursor de hormônios, o DHEA (deidroepiandrosterona), que demonstrou estimular a atividade de osteoblastos que ajudam a prevenir perda de osso. A dose recomendada para a maioria das mulheres é de aproximadamente 25 a 50 mg diariamente.

O DHEA é contraindicado em pacientes que já tenham câncer hormonodependentes, como os de mama, útero e próstata.

Antes de tomar DHEA, seu médico deve ter certeza de que você não possui nenhum câncer hormonodependente, que não tenha em sua história familiar casos de câncer de ovário ou um valor elevado no sangue de CA-125, marcador de câncer ovariano.

O DHEA é um precursor de estrogênio e testosterona e o crescimento dele pode elevar os níveis de estrogênio e progesterona. Como sempre, o melhor juiz para decidir se a paciente deve usar é o nível de DHEA no sangue, é um teste para dosar o DHEA e o sulfato de DHEA (DHEAS). Se o teste apresentar falta de DHEA ou de DHEAS, estes devem ser repostos, e se estiverem normais para sua idade, não haverá benefícios em seu uso.

Produtos que aumentam a formação óssea

Flúor (fluoreto de sódio)

Apesar de o processo ser ainda pouco esclarecido, sabemos que o fluoreto de sódio estimula a formação de ossos novos por meio do aumento no recrutamento de osteoblastos. A qualidade dessa massa óssea desenvolvida ainda é duvidosa e, por isso, não temos dados evidentes de que o fluoreto de sódio possa diminuir o risco de fraturas apesar de aumentar a massa óssea.

Um estudo publicado mostrou que o fluoreto de sódio combinado com vitamina D e cálcio aumenta a massa óssea e diminui o risco de fratura associada à osteoporose. O mecanismo de ação do fluoreto seria pelo estímulo dos osteoblastos, para, junto do cálcio, aumentar a formação óssea. O trabalho usou pacientes que tomaram fluoreto com cálcio e vitamina D e outro grupo que tomou apenas cálcio e vitamina D, sendo 85 mulheres com 65 anos ou mais que já tiveram pelo menos uma fratura óssea anterior em decorrência da osteoporose.

Nas mulheres que tomaram o fluoreto, houve redução de 68% em novas fraturas ou fraturas recidivantes (em local previamente fraturado), em comparação com as mulheres que não tomaram o fluoreto. A densidade de massa óssea cresceu nos dois grupos sem diferenças, mas, nas mulheres que usaram o fluoreto, notou-se melhor estruturação óssea com remodelação que previne as fraturas.

A dose diária recomendada para homens deve ser de 4 mg e, para mulheres, 3 mg, e nos tratamentos de osteoporose as doses seriam de 10 a 20 mg ao dia.

Doses acima de 10 a 20 mg ao dia podem provocar efeitos colaterais como enjoo, vômitos, aftas, alergias de pele, dor abdominal, dor nas extremidades das mãos e dos pés. A dose de 1 g, ou seja, 1.000 mg pode causar envenenamento, e uma única dose com 5 g ou mais, isto é, acima de 5.000 mg, pode ser fatal.

Nos adultos, 50% do fluoreto absorvido será depositado nos tecidos calcificados e os outros 50% serão eliminados pela urina. As fontes naturais são peixes marinhos, chás, água com flúor adicionado aos reservatórios para prevenção de cáries dentárias e cremes dentais com flúor.

Existem trabalhos que mostram risco no uso do flúor adicionado à água para prevenir cáries. Em 21 países da Europa e no Japão o uso foi proibido, pois mostrou aumento do risco de câncer de tireoide, boca, ossos e um tipo raro de câncer do fígado. Nos Estados Unidos ainda é adicionado flúor à água, mas o Dr. Yiamouyiannis, desde 1977, demonstrou um estudo que relacionou um aumento de 20 mil mortes ao ano a flúor na água em algumas áreas. No Canadá, em 1973, o Dr. Richard Foulkes, médico conselheiro do Ministro da Saúde desse país, tornou obrigatória a adição de flúor à água. O Dr. Richard é internacionalmente reconhecido como um dos maiores especialistas em flúor do mundo, e hoje desaconselha manter o uso do flúor por não mais considerar a adição dele à água segura e eficiente.

A incidência de risco de fratura de bacia e fêmur é maior nas áreas em que existe flúor na água. Estudos mostram que o uso de flúor em 1 ppm, ou seja, uma parte por milhão, por vinte anos, foi capaz de aumentar a incidência de fratura de fêmur em homens e mulheres no estudo realizado pelo departamento de família e medicina preventiva da Universidade de Utah, nos Estados Unidos.

Diante desses riscos e tendo outras opções como as mencionadas no livro, é prudente não utilizar o flúor no tratamento da osteoporose e da osteopenia. Há uma orientação aos pacientes para usarem água mineral, já que na água tratada oferecida na sua casa, além de flúor, há alumínio, chumbo, bário, bactérias, vírus e tantos outros resíduos químicos industriais que já chegam a ser relatados como mais de setecentos.

Calcitriol

É uma vitamina D sintética que promove aumento na absorção do cálcio. É usado e aprovado pelo FDA para tratamento de hipocalcemia e doenças metabólicas renais em pacientes em diálise. Também foi aprovada para uso no tratamento de hipoparatireoidismo.

O calcitriol, ou 1,25-di-hidroxy-vitamina D3 foi usado em um estudo realizado com 622 mulheres pós-menopausa com idade entre 50 e 79 anos, com uma ou mais fraturas com compressão de vértebras.

As pacientes foram randomizadas (divididas) para receber calcitriol 0,25 mcg duas vezes ao dia ou cálcio 1 g por dia. Os dois grupos receberam uma dose de 900 mg de cálcio. Após três anos de acompanhamento as pacientes tratadas com calcitriol tiveram significativamente menos novas fraturas vertebrais do que as pacientes que tomaram o cálcio 1 g ao dia. O resultado do estudo mostrou que em cada cem pacientes examinadas por ano, no grupo que fez uso de calcitriol, foram constatados 9,9 casos de fratura, e nas pacientes que usaram somente o cálcio, constataram-se 31,5 casos de fraturas. A incidência de fraturas periféricas também foi menor no grupo que usou o calcitriol.

Hormônio da glândula paratireoide

O hormônio da paratireoide humana aumenta a atividade dos osteoblastos (células formadoras de células ósseas), recobre o tecido trabecular desligado pela osteoporose e "cola" as microfraturas. O estudo publicado no *New England Journal of Medicine* mostrou um aumento de 9% na massa do osso da coluna em mulheres que tomaram 20 mcg ao dia e 13% de aumento naquelas que tomaram 40 mcg por dia. Após dezoito meses de uso, nas duas dosagens, notou-se redução das fraturas da coluna em 70% dos casos.

Baseado nos estudos anteriores, foi desenvolvido o Forteo® (teriparatida), um novo produto para a osteoporose que estimula a formação de osso novo em vez de simplesmente conter a perda óssea que afeta as mulheres depois da menopausa. Já foi aprovado para comercialização nos Estados Unidos pelo FDA.

O novo medicamento, denominado Forteo®, é uma versão sintética do paratormônio PTH, uma substância fabricada naturalmente nas paratireoides (quatro pequenas glândulas que ficam no pescoço e regulam a disponibilidade do cálcio e do fósforo no organismo). A molécula que imita o PTH foi desenvolvida originalmente por pesquisadores canadenses e testada por cientistas da Universidade de Medicina de Harvard, nos Estados Unidos, durante o ano 2000.

O estudo de Harvard acompanhou 1.637 mulheres na pós-menopausa que haviam sofrido ao menos uma fratura por causa da osteoporose. Elas tomaram uma injeção diária da substância Forteo®, durante vinte e um meses, e no final desse período apresentaram 4% a mais de massa óssea, em média. Os ossos da coluna e do quadril foram os mais sensíveis ao estímulo do medicamento. A densidade óssea nessas duas regiões aumentou 13% e 6%, respectivamente, porcentagem suficiente para rever o processo de fragilização do osso.

A nova droga estimula a atividade dos osteoblastos, as células formadoras de ossos, e é capaz de construir tecido novo num ritmo mais rápido do que o organismo destrói o velho.

Entre os 30 e os 40 anos, a mulher perde 0,18% de osso esponjoso por ano, o tecido predominante nas vértebras, nos ossos da pelve e das extremidades dos ossos longos e chatos. Nos cinco primeiros anos após a menopausa, a perda passa a ser de 1,4% ao ano. A desvantagem feminina é grande nesse aspecto, comparada aos homens, porque têm 25% a 30%

menos massa óssea, e perdem 35% de osso compacto e 50% do tecido esponjoso ao longo da vida, enquanto os homens perdem cerca de 20% e 30% dos mesmos tecidos.

Os médicos norte-americanos já estão recomendando o uso do Forteo® às suas pacientes, apesar do inconveniente de ser injetável e do uso diário por 24 meses de duração, ou seja, 720 injeções seguidas nos dois anos de tratamento,

O Forteo® pode ser encontrado com 20 ou 40 mg injetável e foi desenvolvido pela empresa Eli Lilly.

Os efeitos colaterais do Forteo® incluem náuseas, cãibras nas pernas e sonolência, além dos riscos próprios de complicações no local da injeção, como inflamação local e reação de granuloma de corpo estranho.

Hormônio do crescimento

Alguns trabalhos foram realizados usando o hormônio do crescimento (HGH ou IGF-1) em pacientes com osteoporose e os resultados foram muito bons, mostrando aumento da massa óssea. Os resultados se devem ao hormônio do crescimento, que é um fator de regulação dos fatores de duplicação, crescimento, diferenciação e função das células dos ossos.

A terapia de hormônio de crescimento demonstrou que, além de aumentar a massa dos ossos, aumenta a força muscular – que pode ser medida de maneira fácil com dinamômetro de mão, mostrando aumento de força no aperto de mão. Em mulheres na menopausa, esse aumento de força diminui o risco de quedas e consequentes fraturas.

Os trabalhos do Dr. Sugimoto, em 1999, mostraram também redução da quantidade de gordura abdominal, que aumenta o risco de infartos e derrames.

Mais de cinquenta estudos mostraram que o uso do hormônio do crescimento, por três a seis meses, apresentou aumento da massa óssea sem causar riscos à saúde das pacientes.

As injeções de hormônio de crescimento estão disponíveis para uso intramuscular e subcutâneo (gordura), com ampolas para uso em seringas de injeções convencionais ou com uso de uma caneta com dose pronta (One.Click®), que injeta no subcutâneo a medicação com a vantagem de ser de fácil uso. O próprio paciente faz a aplicação, a agulha não fica visível e só com um clique é introduzida no local correto e despeja o hormônio na dose desejada.

Hormônios de crescimento usados via oral, em forma de cápsulas, não têm mostrado boa absorção, pois quase tudo é perdido. Em forma de spray oral a absorção também é muito pobre.

Porém, ainda há necessidade de mais trabalhos para saber a proporção de melhora e os riscos, sendo importante lembrar que devemos dosar o IGF-1 no sangue e, se o paciente tiver deficiência, é possível repô-lo, e com certeza haverá melhora da massa óssea, além dos outros benefícios do hormônio do crescimento, sem corrermos o risco de excesso, o que poderia levar a risco para a saúde.

Produtos que ajudam na fixação óssea

Boro

O boro é um mineral que atua no metabolismo de cálcio, magnésio, potássio, fósforo, vitamina D e na função da paratireoide. A falta de boro em mulheres após a menopausa aumenta a perda de cálcio e magnésio pela urina e reduz as concentrações no sangue de 17 beta-estradiol, que age nos receptores ósseos. A reposição do boro ajuda a diminuir essa eliminação de cálcio e magnésio pela urina e alguns trabalhos mostram papel importante também na ativação da vitamina D inativa e da vitamina D3 ativa. Apresenta, ainda, um efeito estrogênico nos receptores ósseos por aumentar o 17 beta-estradiol.

O uso de 3 mg ao dia reduz entre 40% e 45% a eliminação do cálcio pela urina. A dose diária usual é de 1 a 12 mg e a dose máxima diária é de 20 mg ao dia.

A ingestão diária de boro é muito variável, dependendo das porções dos grupos de alimentos que foram ingeridos. As fontes naturais são os grupos de origem vegetal, como frutas, verduras, nozes, amêndoas, batatas, feijão, lentilhas, ervilhas e legumes. Já carnes, frutos do mar e laticínios são fontes pobres de boro.

Estudos indicam que a ingestão habitual por meio dos alimentos é de 0,5 a 3,1 mg de boro por dia.

Cálcio

É o mineral mais receitado para as mulheres no tratamento da menopausa. Todos sabemos que ele dará a massa óssea e a sustentação do esqueleto para evitar as fraturas, porém devemos tomar o cuidado de administrar quantidades adequadas a cada paciente, pois, se a falta é prejudicial, o excesso também o é, pois pode levar à formação de cálculos nos rins ou na vesícula.

Deve-se também tomar o cuidado de avaliar se no paciente que começará o tratamento já existe cálcio solto dos ossos, depositado nos tecidos moles, examinando o mineralograma do cabelo, como já foi comentado. No caso de haver aumento de cálcio, devemos primeiro recolocar esse cálcio no lugar de origem e depois iniciar a reposição propriamente dita para repor o que já foi eliminado.

A reposição do cálcio, em alguns trabalhos, também mostrou a redução do risco de fraturas ósseas em mulheres menopausadas, mesmo nas que já tiveram fraturas anteriores.

Tipos de suplemento de cálcio

Nem todo cálcio é igual. Existem diferentes formas de cálcio que podem ser usadas na suplementação. Para ser mais bem absorvido no sistema digestivo, o cálcio deve ser associado a outro componente que facilite sua absorção.

As combinações mais frequentes são as seguintes:

Carbonato de cálcio: os produtos em geral apresentam concentrações de 40%, ou seja, cada 100 mg de produto oferecem 40 mg de cálcio. O carbonato de cálcio apresenta uma absorção muito baixa, é insolúvel e, estando iônico, interfere na absorção de outros metais, como o ferro e o zinco.

Citrato de cálcio: é contraindicado para mulheres que tenham gastrite, esofagite, hérnia de hiato ou úlcera gástrica, em razão de sua composição ácida. Outra desvantagem é que esse componente apresenta apenas 20% de cálcio disponível, ou seja, a cada 100 mg, apenas 20 mg são cálcio, e o preço é mais elevado.

Gluconato de cálcio: possui em geral 9% de princípio ativo, ou seja, em cada 100 mg de produto, apenas 9 mg são cálcio.

Lactato de cálcio: em geral, apresenta de 13% a 15% de princípio ativo, ou seja, a cada 100 mg, apenas 15 mg são de cálcio.

Fosfato de cálcio: apresenta 23% a 25% de princípio ativo, ou seja, a cada 100 mg, 25 mg são cálcio.

Tricálcio fosfato: apresenta 40% de princípio ativo, ou seja, a cada 100 mg teremos 40 mg de cálcio.

Os suplementos de cálcio chamados de naturais, como os de ostras, *oyster shell*, ou como a dolomita, são inadequados pela sua baixa absorção e por serem uma fonte de metais tóxicos como o chumbo.

Fatores associados à absorção do cálcio

Tomar sol para fixar e ativar a vitamina D é um elemento--chave no processo de absorção do cálcio pelo organismo, pois sem os raios ultravioleta a vitamina D não se torna ativa.

O consumo excessivo de cafeína, álcool e cigarros diminui a absorção do cálcio, e estes devem ser evitados.

A absorção de vitamina D, em geral, não oferece efeitos colaterais, devendo ser tomada, preferencialmente, com alimentos e em doses divididas de 500 mg. Os efeitos indesejáveis são raros, mas podem ocorrer sintomas de intestino preso ou diarreia, dores abdominais, gases ou enjoo. Se esses efeitos não melhoram, outra forma de cálcio pode ser usada. Em doses acima do indicado, pode desenvolver pedras nos rins ou na vesícula biliar, portanto, novamente, é importante medir o cálcio no mineralograma do cabelo e/ou o cálcio na urina de 24 horas. Deve-se evitar o uso de cálcio de conchas de ostras e de osso moído. Estudos mostraram alto índice de contaminação com o metal tóxico chumbo.

Estudos americanos mostram que a deficiência de cálcio nos Estados Unidos é de 58%. Nenhum grupo pesquisado de mulheres em qualquer faixa etária atinge o patamar da dose mínima diária (RDA), e a média diária de ingestão de cálcio é de 501 mg.

Enquanto a dose diária recomendada de cálcio para um adulto é de aproximadamente 1.000 mg, estima-se uma ingestão média de 743 mg por dia nos Estados Unidos. A ingestão de cálcio é em média de 530 mg ao/dia entre as mulheres na faixa de 35 a 50 anos.

Durante a gravidez e a lactação, as necessidades diárias de cálcio são acrescidas de 400 mg, sendo necessário um total de 1.200 a 1.400 mg ao dia, o que frequentemente acarreta quadros de deficiência significativos. Nas mulheres em menopausa, a dose recomendada é de 1.500 mg ao dia segundo a Fundação Nacional de Osteoporose dos Estados Unidos.

Devemos, portanto, suplementar essa diferença entre a ingestão diária e a quantidade adequada para sua fase de vida.

Doenças relacionadas com a deficiência de cálcio são osteoporose, câncer, diabetes, aumento de colesterol LDL (colesterol ruim), doença periodontal (gengiva) e hipertensão arterial (pressão alta).

O chumbo e o alumínio, como se sabe, afetam o desenvolvimento do sistema nervoso (cérebro) e atuam como alto gerador de radicais livres, sendo muito difícil sua eliminação do organismo.

A dose diária recomendada é de 1.200 mg.

A dose ideal de cálcio recomendada diariamente, segundo a Academia Nacional de Ciência Americana, está representada na seguinte tabela:

Idade	Quantidade de cálcio
1 a 3 anos de idade	500 mg
4 a 8 anos de idade	800 mg
9 a 18 anos de idade	1.300 mg
10 a 50 anos de idade	1.000 mg
Acima de 50 anos de idade	1.200 mg
Menopausa	1.500 mg

Fontes naturais ricas em cálcio são: leite, iogurte, queijos; peixes como sardinha, salmão, camarão; brócolis, grãos de soja, cenoura, tofu, feijão, acelga, couve, espinafre, castanha-do-pará, amêndoas e ostras.

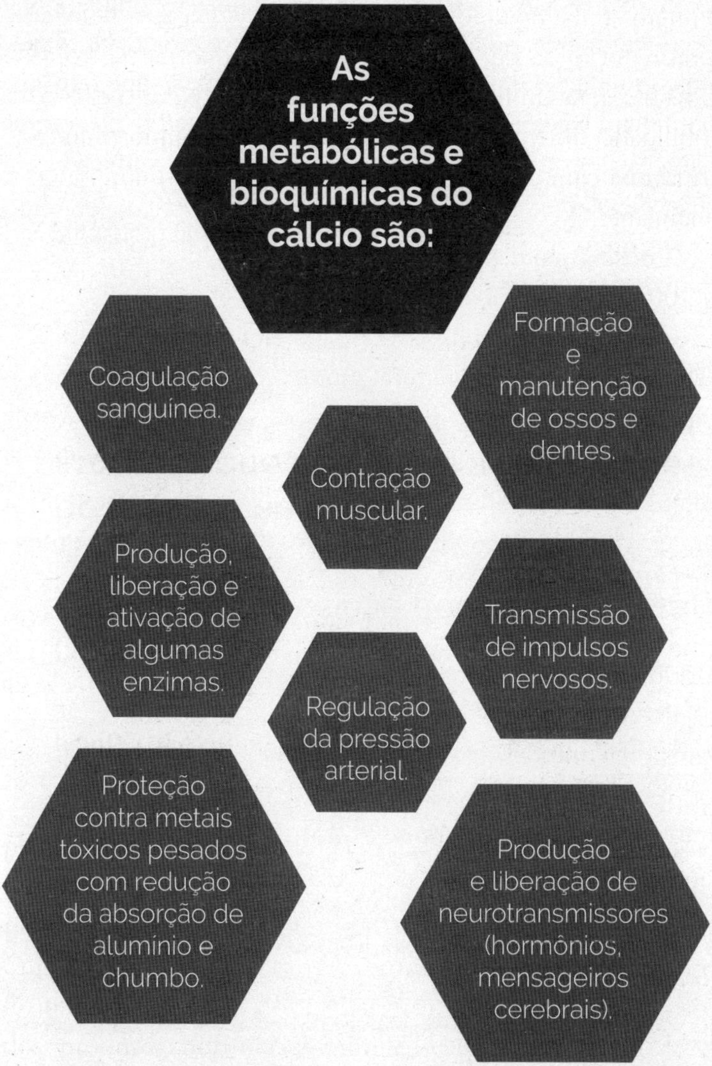
As funções metabólicas e bioquímicas do cálcio são:
Coagulação sanguínea.
Formação e manutenção de ossos e dentes.
Contração muscular.
Produção, liberação e ativação de algumas enzimas.
Transmissão de impulsos nervosos.
Regulação da pressão arterial.
Proteção contra metais tóxicos pesados com redução da absorção de alumínio e chumbo.
Produção e liberação de neurotransmissores (hormônios, mensageiros cerebrais).

Chá verde

Estudos mostram que mulheres que ingerem quantidades frequentes desse chá apresentam maior densidade óssea do que mulheres que não ingerem. Não sabemos ainda o mecanismo de ação do chá verde nos ossos, apenas que tem um potente antioxidante, a catequina, e mostra efeitos protetores contra vários tipos de câncer. Esse estudo foi publicado no *Jornal Americano de Clínica e Nutrição* em 2000.

A dose usual é de 125 a 250 mg ao dia, em cápsulas, ou quatro a dez xícaras de chá.

Cobre

O cobre atua como cofator, ou seja, colaborador das enzimas do metabolismo ósseo. Ele também atua inibindo a reabsorção óssea, contribui para a absorção do ferro, é essencial para produção dos glóbulos vermelhos do sangue, do pigmento da pele, do tecido conjuntivo e das fibras nervosas.

A dose mínima diária para homens e mulheres é de 900 mcg ao dia, e a dose máxima é de 10.000 mcg ou 10 mg e a dose diária usual é de 1 a 3 mg.

Deve ser reposto com cuidado, pois apresenta grande toxicidade, e em excesso pode causar doenças no fígado e problemas mentais. A dose de 1 grama (1.000 mg) pode ser fatal.

As panelas de cobre podem causar intoxicação por cobre e envenenamento, e devem ser evitadas. Existem panelas de cobre especiais com revestimentos internos para evitar a contaminação.

As fontes alimentares de cobre são frutos do mar, sementes de girassol, amêndoas, nozes, grãos integrais, cacau, miúdos, frutos do mar, tofu e castanha-do-pará.

Estrôncio

O estrôncio mostrou em trabalhos um efeito positivo nos ossos, aumentando a densidade de massa óssea e da sua resistência, porém o excesso de estrôncio está associado à perda de cálcio com fragilidade da massa óssea e diminuição da vitamina D.

Estudos realizados com quase 2 mil mulheres por cinco anos randomizados e duplo cego controlado com placebo mostrou que 2 g do ranelato do estrôncio diariamente podem reduzir o risco de fraturas do fêmur em 36% e as fraturas vertebrais em até 59%.

As fontes naturais são leite integral, frutos do mar, carne, raízes e farinha branca.

A dose usual é de 1 a 3 mg.

Fósforo

Se o mineral fósforo estiver em falta no organismo, reduz-se a absorção de cálcio e ocorre perda de densidade da massa óssea. O excesso de fósforo também diminui a absorção de cálcio e piora a densidade da massa óssea.

O fósforo participa de todos os processos metabólicos do organismo, está relacionado com a formação e a manutenção dos ossos e dos dentes, é um dos componentes de todos os tecidos moles e órgãos, é parte do código genético em todas as nossas células, é fundamental para o metabolismo de carboidratos, proteínas e gorduras e para a produção de energia e ativa as vitaminas do complexo B.

A deficiência de fósforo pode ocorrer em decorrência do uso de medicamentos como antiácidos, que contêm hidróxido de alumínio, ou anticonvulsivantes.

O fósforo é capaz de interagir com outros minerais, como o cálcio e o magnésio, que têm sua absorção prejudicada pelo fósforo.

A dose mínima diária de fósforo para homens e mulheres é de 800 mg e a dose máxima diária é de 4.000 mg até os 70 anos e, após os 70 anos, apenas 3.000 mg ao dia.

As fontes naturais são laticínios, peixes, frango, vísceras, ovos, carnes, ervilhas, cereais e refrigerantes do tipo cola.

A dose usual é de 500 a 1.000 mg.

A dose diária recomendada é de 800 mg ao dia.

Iodo

A função principal do iodo é na fabricação dos hormônios da tireoide, o chamado T4, ou tetraiodotironina, que possui quatro iodos na sua composição, e o T3, tri-iodotironina que tem três iodos em sua composição, portanto sem iodo não há a formação de hormônio de tireoide.

É usado como suplemento nos casos de bócio (papeira) ou hipotireoidismo, nas doenças fibrocísticas da mama (displasias mamárias), além de ter poder antibacteriano e antifúngico.

As fontes naturais são algas marinhas como o kelp, frutos do mar, peixes do mar (sardinhas) e camarão. A alga kelp, além de rica em iodo, possui traços de treze vitaminas e vinte aminoácidos, é facilmente absorvida pelo organismo e pode ser usada em pó como substituto do sal na alimentação.

As doses diárias recomendadas são de 150 mcg.

As doses usuais são de 100 a 200 mcg ao dia.

Magnésio

É um mineral que atua na conversão da vitamina D inativa em ativa (D em D3) e mantém o cálcio disponível na corrente sanguínea. É importante a relação entre cálcio e magnésio. O ideal é de 2:1, ou seja, 2 cálcios para 1 magnésio ou, ainda, se tomar 1.200 mg de cálcio, tomar 600 mg de magnésio.

O magnésio age na remodelação óssea, além de ter papel na preservação da massa óssea e na resistência dessa massa.

Estudos mostram que 75% da população ingere doses de magnésio abaixo da recomendada pelo RDA; já uma dieta média supre somente de 50% a 67% das doses diárias recomendadas (RDA).

A dosagem do magnésio no sangue, chamada de magnesemia, não reflete o status real do magnésio no organismo. Os resultados mais precisos podem ser obtidos pelo mineralograma, exame do cabelo, ou dosagem no sangue chamada de intra-hemácia.

A deficiência de magnésio pode causar também outras doenças, como cardiovasculares, hipertensão arterial, depressão, asma, fadiga crônica, estresse, enxaqueca e síndrome pré-menstrual.

O magnésio tem função na síntese e na hidrólise do ATP para gerar energia, ativação de mais de trezentas enzimas, ativação da fosfatase alcalina, que está envolvida no metabolismo do cálcio e do fósforo. A presença nos líquidos extracelulares é fundamental para a integridade e o funcionamento do sistema nervoso (cérebro) tanto na condução do estímulo nervoso, como na transmissão por meio da junção mioneural (músculo-nervos).

As fontes alimentares são lentilhas, feijão, grão de bico, arroz integral, frango, folhas verdes, banana, nozes, amêndoas, sementes, grãos integrais, carnes, leite, nozes, castanhas, cereais, frutos do mar.

Suplementos comuns de magnésio como o óxido e o sulfato são pobremente absorvidos e por isso são utilizados como laxantes.

A dose mínima diária para os homens é de 350 mg e, para as mulheres, 280 mg.

A dose diária usual é de 200 a 500 mg.

Manganês

O manganês age como cofator, ou seja, colaborador das enzimas do metabolismo ósseo.

Estudos demonstram que mais de 50% da população norte-americana não consome as quantidades adequadas de manganês. A dieta média norte-americana, segundo um estudo do RDA, contém menos de 2,5 mg de manganês por dia, o que é insuficiente pare manter um balanço adequado. Esse estudo mostra que a dieta média das mulheres não provê as doses de manganês consideradas adequadas e seguras.

Em relação à dose mínima adequada, o déficit de manganês foi de 20% para as adolescentes, 35% para as adultas e 15% para as idosas. No Brasil, não temos estudos sobre essa deficiência.

Doenças relacionadas com a falta de manganês são diabetes, processos inflamatórios crônicos e osteoporose.

As funções do manganês no organismo estão relacionadas à produção de colesterol, transformação da tiamina (vitamina B1) em sua forma ativa, ajuda na produção de mucopolissacárides das cartilagens, ajuda em várias etapas do metabolismo da glicose (açúcar). Atua em várias fases da produção do tecido ósseo e cartilaginoso. Um importante antioxidante do organismo chamado de superóxido dismutase mitocondrial é manganês-dependente, ou seja, sem manganês, não teremos esse antioxidante contra os radicais livres. Na tireoide, manganê atua na produção e na liberação dos hormônios tireodianos T3 e T4.

Fontes alimentares de manganês são legumes, chá, grãos integrais, amêndoas, nozes, uva-passa, espinafre, cereais, abacaxi e castanhas. Lembrando que tanto o manganês dos suplementos como o manganês dos alimentos são mal absorvidos pelo organismo, chegando a absorver, às vezes, no máximo 3 a 5% do manganês disponível no alimento ou no suplemento.

A dose mínima diária para homens é de 2,3 mg e, para mulheres, 1,8 mg. A dose máxima é de 11 mg ao dia.

A dose diária usada é de 2 a 10 mg.

Ômega 3

O ômega 3 apresentou nos trabalhos aumento na densidade da massa óssea. Ele pode vir de plantas *(lignans),* como grãos de soja, nozes, girassol, gergelim, linhaça ou óleo de peixes, como salmão e sardinha.

Vitamina A

A vitamina A, também chamada de retinol, em excesso, pode aumentar o risco de fratura óssea. Em trabalho realizado em 1980 a 1998 (Nurse's study), o uso de betacaroteno, pró-formador de vitamina A, não aumentou o risco de fraturas ósseas.

As fontes naturais de vitamina A são fígado, peixes, leite integral, laticínios e ovos.

A dose diária mínima para homens é de 3.000 UI e, para mulheres, 2.300 UI, com limite máximo de 10.000 UI, pois doses acima de 10.000 dão excesso de vitamina A e aumentam o risco de fraturas; portanto, é necessário utilizar doses corretas; pouco é ruim, mas muito também.

Vitamina B6

A vitamina B6 também é conhecida como piridoxina. Usada em muitas alterações clínicas, ajuda no tratamento da anemia, na tensão pré-menstrual, nas depressões e ansiedades, irritabilidade e convulsões, pois é importante na síntese de neurotransmissores, alergias (dermatite, rinite e bronquite), aftas, inflamação da língua (glossite), lábios rachados, no controle da homocisteína (que, se estiver elevada, acima de 10 mg, aumenta o risco de arteriosclerose, infarto cardíaco e derrame cerebral) e nas alterações dos nervos periféricos, como neuropatia diabética. Tem ação contra enjoos, aumenta a defesa imunológica e auxilia a fixação de cálcio aos ossos.

As fontes naturais de vitamina B6 são carnes, frango, peixes, ovos, batata, frutas não cítricas.

A dose diária recomendada é de 2 mg ao dia.

A dose usual varia de 10 a 200 mg ao dia, dependo da necessidade sem efeitos colaterais, e com poucos efeitos colaterais acima de 500 mg ao dia.

Vitamina C

A vitamina C é essencial para a formação do colágeno, que faz parte da matriz ou da matéria-prima do osso, como proteína, em que se fixam os minerais, além de ser importante para melhor absorção do cálcio no estômago em razão da acidez que ele provoca na digestão.

Trabalhos demonstraram que o uso de 100 a 125 mg de vitamina reduziram o risco de fratura de fêmur e aumentaram a densidade de massa óssea. Isso se tornava mais forte nas mulheres que tomavam também suplementos de cálcio.

As fontes naturais são morango, acerola, limão, kiwi, laranja, brócolis, batatas, repolho e outros vegetais.

A dose mínima diária é de 90 mg para os homens com mais de 50 anos e de 75 mg para mulheres acima de 50 anos, sendo a dose máxima diária 2.000 mg. A dose usual é de 500 a 1.000 mg.

Vitamina D

Um grupo de vitaminas lipossolúveis que incluem o ergocalciferol e o colecalciferol, formadas na pele quando exposta à luz ultravioleta ou ingeridas por meio de alimentos animais ou vegetais. Ajuda na fixação do cálcio nos ossos. Sem ela, não há absorção de cálcio no intestino delgado.

Notamos deficiência de vitamina D em 30% das mulheres pós-menopausa com perda óssea significativa. Em um estudo com três mil mulheres morando em casa com enfermeiras, 1.500 receberam, diariamente, 1.200 mg de cálcio e 800 UI de vitamina D, as outras receberam comprimidos de placebo (farinha). Ao final de 18 meses, as mulheres que receberam cálcio e vitamina D tiveram 40% menos fraturas de bacia e 32% menos fraturas de antebraço e braço. Não houve efeitos colaterais nas mulheres que usaram o cálcio e a vitamina D, sendo, portanto, um tratamento eficaz e seguro.

É imprescindível lembrar que a vitamina D precisa do sol na pele para ser ativada e funcionar nos ossos. Acredita-se que 15 minutos diários de sol em 5% da superfície corpórea (rosto, braços ou pernas) sejam suficientes para a produção das necessidades mínimas diárias. Esse sol deve ser evitado no período das 11h às 16h para evitar queimaduras e aumento do risco de câncer de pele.

Um trabalho realizado pela Unifesp, em São Paulo, demonstrou deficiência de vitamina D nos exames de sangue em 35,5% das mulheres examinadas com idade entre 61 e 93 anos e que vivem em suas casas.

Fontes naturais ricas em vitamina D são leite, peixes como o atum e o salmão, fígado e ovos.

A dose diária de vitamina D ideal é de 400 UI a 1.200 UI ao dia, dependendo da idade e da necessidade.

A dose máxima é de 2.000 UI.

Vitamina K

A vitamina K protege contra as fraturas ósseas. Nos estudos com mais de 72 mil mulheres menopausadas, as que tinham maior ingestão de alimentos com vitamina K tinham menor risco de fraturas ósseas e, quanto menor a ingestão, maior o número de fraturas. Mulheres que ingerem verduras uma vez ao dia têm metade do risco de fratura óssea do que as mulheres que ingerem verduras uma vez por semana apenas. Esses resultados mostram que a ingestão de 100 mcg ao dia é ideal, segundo o trabalho de 1999 "Nurse's Health Study".

A vitamina K é produzida pelas bactérias no intestino e armazenada no fígado. Ela tem as propriedades de evitar sangramentos em situações de doenças ou uso de medicamentos, além de combater ou desacelerar o processo de osteoporose em mulheres na menopausa. Ajuda ainda na síntese de osteocalcina, uma proteína envolvida na formação do osso, e no depósito de mineral na matriz óssea.

Por ser uma vitamina necessária aos ossos, para que eles consigam utilizar o cálcio, deve ser usada para conservar e aumentar o tecido ósseo em mulheres que estejam na menopausa, e nos idosos em geral.

Recentemente, foi observado que essa vitamina pode evitar formação de cálculos renais, o crescimento de tumores de fígado e aliviar ferimentos de pele.

O uso de aspirina ou antibióticos (que causam destruição da flora bacteriana necessária para produzir vitamina K), anticonvulsivantes, laxantes, medicações anticolesterol e exames que usam radiação diminuem a quantidade de vitamina K no organismo.

Doenças de fígado e síndrome de má absorção intestinal também são fatores que fazem com que a quantidade de vitamina K diminua em nosso organismo.

As fontes alimentares de vitamina K são espinafre, brócolis, aspargos, couve-flor, alface, repolho e verduras de folhas verdes e chás de folhas verdes, soja, peixes, carnes, fígado e ovos.

Doses diárias para os homens saudáveis são de 65 mcg a 120 mcg; para mulheres saudáveis, 80 mcg a 90 mcg, e para pessoas com alterações ósseas ou de coagulação, o uso recomendado é de 100 a 500 mcg ao dia.

Zinco

O zinco é um mineral cofator, ou seja, trabalha em conjunto com enzimas do metabolismo dos ossos e aumenta a potência da vitamina D. É essencial no crescimento dos tecidos e na reprodução. Atua na imunidade, diminuindo as infecções. É usado com sucesso em casos de eczema, artrite reumatoide, degeneração macular da retina e em casos de hiperplasia benigna da próstata.

A fontes alimentares de zinco são cereais, ovos, laticínios, amêndoas e nozes, carne vermelha, ervilhas, frutos do mar, ostras, germe de trigo, batata e soja.

A dose mínima diária para homens é de 11 mg e, para mulheres, 8 mg. As doses máximas diárias são de 50 mg; usual, de 15 a 50 mg ao dia. Em altas doses, pode causar náusea e irritação do estômago.

A dose diária recomendada é de 12 mg.

Anotações

Agora em abril de 2019 o FDA aprovou um novo produto para o tratamento da osteoporose chamado de Evenity® (Romosozumab aqqg), que age simultaneamente aumentando a formação óssea e reduzindo a reabsorção óssea. É um produto injetável subcutâneo (aplicado abaixo da pele), usado em duas injeções por mês, por 12 meses, indicado para mulheres na menopausa que tenham osteoporose e risco de fratura óssea. Ele é um anticorpo monoclonal humanizado, e devemos lembrar que estes podem apresentar efeitos colaterais de imunogenicidade, dores articulares, dor de cabeça, mas não podemos deixar de alertar para o risco aumentado de infarto do miocárdio, acidente vascular cerebral e morte cardiovascular. Evenity® não deve ser iniciado em pacientes que tiveram infarto do miocárdio ou acidente vascular cerebral no ano anterior. Considere administrá-lo se os benefícios superam os riscos em pacientes com outros fatores de risco cardiovascular.

CAPÍTU

13

L O

A IMPORTÂNCIA DOS MINERAIS PARA O ORGANISMO

Os minerais são elementos inorgânicos necessários para o organismo. Trabalhando em diversas funções, podem ser divididos em macronutrientes e micronutrientes de acordo com a necessidade diária. Tratados como macronutrientes aqueles com necessidades diárias acima de 100 mg e micronutrientes aquele com necessidade abaixo disso, sendo também chamados de elementos traços ou oligoelementos. Os minerais essenciais têm sua função intimamente relacionada com o metabolismo das enzimas. Considera-se que 30% das reações têm a participação de um ou mais minerais.

Em geral, os alimentos fornecem minerais em doses menores do que as necessárias ao bom funcionamento do organismo, por baixo teor desses componentes nos solos do Brasil, em parte por ser tropical, com muito sol a maior parte do ano, e a prática da monocultura no mesmo terreno, e em outra por baixa absorção pelo nosso organismo desses minerais, como sais iônicos e também por diminuição da absorção se ingeridos com fibras nas refeições.

Para diminuir a perda na absorção pelos compostos iônicos, são usados nas fórmulas minerais ligados a aminoácidos, chamados de minerais quelados, que facilitam a absorção pelo sistema digestivo, garantindo melhor disponibilidade na corrente sanguínea desse mineral. Os minerais aminoácidos quelatos representam uma revolução no conceito de suplementação mineral. Antes do aparecimento desses compostos iônicos, os compostos disponíveis eram, em sua maioria, subprodutos da indústria química, como o sulfato ferroso, o cloreto de cálcio, o sulfato de magnésio etc. Os minerais aminoácidos quelatos foram desenvolvidos para nutrição. São orgânicos, seguros e bem tolerados, como os minerais encontrados na alimentação.

Muitos fatores interferem nos minerais em nosso organismo. Os principais são abordados a seguir.

Deficiência do solo

Sabemos que há uma diminuição significativa de minerais em alimentos vegetais decorrente da exaustão do solo. Estudos mostram que, em um período de quatro anos, houve uma diminuição do conteúdo de minerais no milho em uma mesma plantação nos Estados Unidos na ordem de 8% a 62%, dependendo do mineral. Contribui para esse quadro o uso de adubos que leva em conta apenas as necessidades das plantas, não considerando as necessidades humanas. Estudos na Universidade de Viçosa mostram que no Brasil o solo apresenta grande déficit de minerais.

Refino de alimentos

O refino dos alimentos determina uma perda considerável de nutrientes minerais. No arroz branco, por exemplo, temos uma perda de 75% do conteúdo de cromo e zinco e de 26% a 45% no conteúdo de manganês, cobalto e cobre. No açúcar refinado, são reduzidas as concentrações de manganês, cobre, zinco e molibdênio. Na farinha de trigo, pela importância que tem como alimento básico em quase todos os países, essas perdas são importantes (em média, de 75% de ferro, 67% de cobre, 88% de manganês, 77% de zinco, 67% de cobalto, 48% de molibdênio, 40% de cromo e 15% de selênio).

A interferência da digestão

A produção de ácido clorídrico no estômago é decisiva na preparação do alimento para absorção de seus componentes nutricionais. A partir dos 35 a 40 anos, há uma diminuição natural de sua produção no organismo e também ocorre redução de ácido clorídrico na deficiência de cálcio. Esse fato determina um prejuízo tanto na ativação das enzimas como na digestão das proteínas. Esse é um dos fatores que levam ao aumento de deficiência de minerais nos indivíduos adultos com mais de 40 anos.

O sequestro dos minerais por outros componentes da dieta

Nos alimentos, há diversas substâncias que, no processo digestivo, reagem com os minerais, impedindo ou prejudicando sua absorção. Essas substâncias são chamadas de sequestradoras de minerais. Os mais comuns são os filatos encontrados nos cereais e nas sementes; as fibras encontradas nos cereais e nas leguminosas; o ácido oxálico encontrado em vegetais, que pode reduzir a absorção de cálcio e de outros minerais; os taninos encontrados nos vegetais, sendo significativa sua presença no café e no chá; possuem alta reatividade com o ferro.

A competição entre os minerais pela absorção

Mesmo estando disponíveis para absorção nos alimentos e suplementos, os minerais competem entre si na absorção pela mucosa digestiva. A competição entre o cálcio e o magnésio e entre o zinco e o cobre, assim como outros, por vezes, determina deficiências importantes. Por exemplo, pequenas quantidades de leite, da ordem de 50 ml, inibem a absorção do ferro do sulfato ferroso em até 90%.

A presença de minerais tóxicos no ambiente e na dieta, como chumbo, cádmio, alumínio e outros, tende não só a competir pelos locais de absorção, mas também, depois de absorvidos, tendem a ocupar o lugar das enzimas, comprometendo a função dos metais essenciais.

O efeito do cádmio é conhecido nas deficiências de zinco. Ele se liga fortemente a uma enzima que é dependente de zinco, prejudicando, dessa forma, a ação da enzima como varredora de radicais livres. Os metais tóxicos podem substituir também o zinco na molécula de superóxido dismutase, prejudicando sua função de eliminação dos radicais livres.

As perdas excessivas de minerais

As perdas ocorrem em várias circunstâncias, tanto pelo aumento da eliminação de líquidos orgânicos, pela transpiração, diarreia, uso de diuréticos, como também em situações de estresse comuns para o magnésio e o zinco.

O aumento do consumo metabólico é também um fator de deficiência. Exemplo: consumo de cobre e zinco nos processos inflamatórios, com a utilização desses minerais por meio da enzima antioxidante superóxido dismutase.

Um fator adicional importante na deficiência são as perdas de magnésio, zinco e potássio após o consumo de álcool. Essas perdas são responsáveis tanto pelos efeitos a curto prazo, como na "ressaca", quanto pelos efeitos em longo prazo, como ocorre nos alcoólatras crônicos.

Os medicamentos ou drogas que inibem a absorção de minerais são os antiácidos para evitar azia, porque neutralizam ou diminuem o ácido clorídrico, lembrando que, para piorar, a maioria é composta por hidróxido de alumínio. Os antiácidos contendo carbonato de cálcio podem reduzir a absorção do cromo; aqueles à base de hidróxido de alumínio reduzem a absorção de cálcio, ferro e fósforo.

O uso de diuréticos elimina potássio e magnésio em excesso na urina, cuja reposição nem sempre é valorizada, gerando deficiências importantes. O uso de laxantes, o aumento do movimento intestinal e o aumento da perda de líquidos aumentam também a eliminação de minerais, como o potássio.

O consumo de anticoncepcionais diminui os níveis de ferro e zinco e pode aumentar os de cobre. Estudos demonstraram que os fumantes possuem baixos níveis de zinco. A falta de zinco aumenta o risco de arteriosclerose e reduz o número de espermatozoides.

Outro estudo recente mostra que os fumantes têm 50% a mais de chance de desenvolver impotência sexual. Esse fato pode estar relacionado com a carência do zinco, que está diretamente envolvido na síntese e na liberação de hormônios gonadotróficos (hormônios sexuais).

Vantagens no uso dos minerais aminoácidos quelatos

Os minerais aminoácidos quelatos são absorvidos no jejuno (intestino) por um mecanismo de transporte ativo. São compostos com alta taxa de absorção, diminuem os riscos de efeitos colaterais, independem da quantidade de ácido clorídrico para sua absorção, não competem entre si ou com os minerais da alimentação pelos locais de absorção e não reagem com outros medicamentos.

Biodisponibilidade

Um nome diferente que significa a quantidade de um mineral que é ingerida, absorvida e transferida para o seu local de ação e transformada em sua forma fisiologicamente ativa. É importante que o mineral seja não somente ingerido, mas também absorvido em quantidades adequadas para que possa realizar suas funções no organismo.

Anotações

CAPÍTU

14

O FUTURO DA OSTEOPOROSE NA GENÉTICA

L O

As análises genéticas ainda estão muito no início, mas já há alguns genes candidatos ao estudo genético da osteoporose. Alguns avanços já ocorreram e no futuro poderemos determinar desde jovem quem corre o risco e fazer uma proteção nutricional e a atividade física adequada para não aparecer a osteoporose.

Em 15 de outubro de 2001, em Washington D.C., os cientistas revelaram que descobriram um gene responsável pela densidade dos ossos. Uma característica genética mostra que falta esse gene de alta densidade óssea nos pacientes com osteoporose. O PhD Mark L. Johnson, do Centro de Pesquisas de Osteoporose Creighton, apresentou esses achados na 23ª Reunião Anual da Sociedade Americana de Ossos e Pesquisa Mineral (ASBMR) em Phoenix, Arizona.

O Dr. Johnson examinou 37 pessoas de uma família grande, alguns que exibiram a característica genética de densidade de massa óssea alta. Estudando esses familiares com massa óssea anormalmente alta, investigadores puderam identificar um aminoácido específico no DNA deles, que é geneticamente responsável pela quantidade de massa óssea acima do comum. Essa descoberta de gene pode conduzir os investigadores a estudos novos na prevenção e no tratamento de osteoporose.

Por estar relacionada a muitos fatores, muitos genes podem estar envolvidos no risco genético de osteoporose. Como exemplo de genes provavelmente relacionados com a osteoporose, temos o gene receptor de vitamina D (VDR) e o gene receptor de estrogênio (ER), cuja interação é importante para manter a massa óssea boa em indivíduos jovens. Outros associados com a osteoporose e a perda de cálcio na menopausa são os genes para formação do colágeno (COLIA1 e COLIA2), o gene apolipoproteína do tipo E, o fator de crescimento-beta (TGF-b) e o gene promotor de osteocalcina.

O cientista Murray também associou polimorfismos ao gene que codifica a interleucina 6 (IL-6) com a densidade óssea mineral. Em um estudo feito no Japão, o cientista Tsukamoto repete o achado de que o polimorfismo do *locus* do gene IL-6 é importante na determinação de BMD (densidade de massa óssea) em mulheres após a menopausa. Tsukamoto descreveu que os genes da IL-6 estão envolvidos na patogênese da perda de osso porque estão envolvidos na excitação de osteoclastos.

Outro candidato importante para genética da osteoporose é o gene de receptor de calcitonina (CTR). Estudos do Dr. Masi concluem que o gene CTR é útil para predizer risco aumentado de osteoporose por baixa formação de massa óssea. Também estudos do Dr. Duncan mostraram a relação do gene receptor do tipo 1 de hormônio paratireoide e osteoporose.

A hereditariedade tem responsabilidade de 80% na BMD, ou seja, 80% das variações encontradas da BMD entre os indivíduos podem ser explicadas por fatores genéticos e os 20% restantes são devidos a fatores ambientais.

Hoje já temos teste genéticos que podem ser colhidos no consultório, como o Medline Osteo da DFMEDICA, entre outros, que podem auxiliar na predição genética do risco de osteoporose.

CAPÍTU

15

OSTEOPOROSE NO HOMEM

L O

A osteoporose no homem é bem menos frequente do que na mulher, atingindo apenas 5% dos homens acima de 50 anos de idade. Após os 70, aumenta o número de homens com osteoporose, porém devemos lembrar que eles também estão sujeitos à osteoporose causada pelo uso de medicamentos para tireoide, cortisona e outros já mencionados no capítulo sobre riscos de desenvolver osteoporose, por causa de doenças crônicas e seus tratamentos, como o câncer de próstata.

Em estudo publicado pela National Health and Nutrition Survey, estima-se que 3% a 6% dos homens com mais de

50 anos apresentam osteoporose, enquanto 28% a 47% têm osteopenia.

Foi constatado que nos homens com menos de 50 anos, em geral, a osteoporose está associada a uma causa secundária, mas ela é fator responsável após os 65 anos de idade. A osteoporose dos homens corresponde a 20% da osteoporose mundial e a 25% das fraturas do osso do fêmur. Estudos demonstram que 30% a 50% dos homens vivem menos de um ano após uma fratura; já as mulheres, 20%, em média.

Os exames para detecção de osteoporose são os mesmos usados para as mulheres, porém com valores corrigidos para a massa óssea masculina, em torno de 10% a 20% maior do que a da mulher. O tratamento também é semelhante: cálcio, minerais, vitaminas, bifosfonatos e hormônios da paratireoide (Forteo®) são usados, apenas não se faz tratamento de reposição de hormônios.

A osteoporose em homens, por ser menos frequente, é menos relatada em trabalhos que a osteoporose em mulheres, que, principalmente na fase de menopausa, apresentam grande perda de cálcio.

Anotações

CAPÍTU

16

L O

RISCOS DAS DIETAS DE EMAGRECIMENTO

Existem grandes riscos em fazer dietas para emagrecer sem controle de médico ou nutricionista, porque em geral as dietas de emagrecimento populares são deficientes em minerais e vitaminas essenciais ao organismo. Em especial, teremos baixa quantidade de cálcio, vitamina D, magnésio, vitamina B6, boro, vitamina K e outros componentes fundamentais para se ter ossos fortes e sadios.

Além de riscos de alterações nos rins e no fígado, também ocorre enfraquecimento do sistema imunológico, deixando o organismo desprotegido contra agentes infecciosos, aumentando o índice de anemia, queda de cabelo, enfraquecimento das unhas, perda de memória e piora da estética da pele, que fica sem brilho e sem elasticidade.

Muitas dietas conhecidas e largamente usadas, como a dieta da sopa, da lua, dos sucos, a dieta da USP, das estrelas e outras milagrosas não foram desenvolvidas nem por médicos nem por nutricionistas, mas quem faz uso delas acredita que elas foram feitas por médicos especialistas.

Qualquer dieta deve ser balanceada, ou seja, deve ter uma quantidade adequada de proteína, gorduras e carboidratos, portanto dietas só com gordura ou sem gordura nenhuma estão incorretas, só com carboidratos ou sem nenhum carboidrato também precisam da avaliação de um profissional da saúde para fazer o cálculo das calorias necessárias ao dia, a fim de emagrecer, para se manter saudável ou para engordar se for o caso, e depois distribuir essas calorias entre os grupos de proteína, gordura ou carboidratos proporcionalmente.

No caso particular da osteoporose, é importante consumir no mínimo 1.000 a 1.500 mg de cálcio na alimentação diária de acordo com sua idade. Uma forma fácil de saber seu consumo diário de cálcio é usar a fórmula apresentada em seguida. Em média, nossa alimentação tem 250 mg de cálcio ao dia, proveniente dos alimentos que não originam de laticínios e o restante é preciso extrair do leite e seus derivados.

Quando multiplicamos o número de copos de leite ou derivados pela quantidade de cálcio contida nessa unidade, teremos a quantidade em miligramas de cálcio ingerida.

Exemplo: você tomou um copo de leite, assim terá 300 mg de cálcio do leite, depois um copo de iogurte acrescenta mais 400 mg de cálcio, com mais um pedaço de 30 g de queijo, teremos mais 200 mg de cálcio, que, somados aos 250 mg de cálcio de outros alimentos, totaliza uma ingestão diária de 1.150 mg de cálcio.

Somando os totais provenientes do leite, do iogurte e do queijo, mais os 250 mg de cálcio dos outros alimentos, você terá

> Número de copos de 250 ml de leite consumido ao dia × 300 mg de cálcio = Total em mg de cálcio do leite.

> Número de copos de 250 ml de iogurte × 400 mg de cálcio = Total em mg de cálcio do iogurte.

> Número de pedaços de queijo 30 g × 200 mg de cálcio = Total em mg de cálcio do queijo.

a quantidade aproximada de cálcio que consumiu naquele dia.

Portanto, da próxima vez que receber por e-mail, redes sociais ou conselho de amiga ou vizinha uma nova dieta milagrosa que faz perder muitos quilos em poucos dias, pense que com os quilos você perderá também nutrientes que vão lhe fazer falta e o emagrecimento será passageiro, pois a grande perda será de massa muscular e líquido, que serão rapidamente repostos pelo organismo. O que precisamos perder no emagrecimento é apenas gordura.

CAPÍTU

17

APRESENTAÇÃO DE UM CASO

L O

Neste capítulo, será apresentado um tratamento de uma paciente branca, 55 anos, com 1,58 metro de altura e peso de 59 quilos, em menopausa e com perda óssea. A identidade da paciente foi preservada por motivos éticos.

As figuras seguintes mostram quatro laudos de densitometria óssea que servirão para explicar como é feita a interpretação do exame, para exemplificar esse caso em que houve melhora da osteopenia e da osteoporose em um ano com os tratamentos que foram descritos neste livro. Portanto, se for o caso, você também pode apresentar melhora.

No primeiro exame (figura 7) vemos um laudo de densitometria de coluna lombar realizada em 23/06/2001. O gráfico apresenta na terceira faixa um quadrado pequeno branco (seta), que indica a faixa atual de cálcio nessa paciente, expressando osteopenia, pois esse valor está em 75% do esperado para 20 a 40 anos (T-Score) com 2,5 negativos e com 84% do valor de cálcio esperado para a idade (Z-Score) com 1,4 desvio-padrão negativo. Esses valores correspondem à quantidade de cálcio medida entre a segunda vértebra lombar (L2) e a quarta vértebra lombar (L4) que resultou em 0,895 grama de cálcio para cada centímetro quadrado de osso em relação à sua idade.

Ao avaliar o gráfico, essa quantidade de cálcio seria normal, faixa **A,** se a paciente tivesse mais de 60 anos, mas para a idade de 55 está faltando cálcio, por isso ela se encontra na faixa de osteopenia.

Se você observar os valores numéricos da tabela, abaixo do gráfico, verá que temos uma coluna que nos diz a região em que foi medido o cálcio. Em seguida, uma coluna com a quantidade de cálcio encontrada, chamada de BMD (densidade de massa óssea), uma tabela com o T-Score, ou seja, a medida óssea comparando a paciente com uma mulher jovem de 20 a 40 anos com pico de massa óssea normal. Esses valores estão em porcentagem e em seguida em desvio-padrão e, por último, a tabela com Z-Score, ou seja, o valor da paciente comparado com mulheres da mesma idade, 55 anos, também com medidas em porcentagem e desvios-padrão.

No caso apresentado, a paciente possui uma massa óssea de 0,756 grama de cálcio em cada centímetro quadrado de osso, o que representa 67% do cálcio encontrado em uma mulher de 20 a 40 anos normal, ou seja, 3,1 desvios-padrão negativos e 76% do cálcio esperado para sua idade, que representa

2 desvios-padrão negativos, sendo, portanto, considerado um quadro de osteoporose lombar, porque apresenta mais de 2,5 desvios-padrão negativos em relação ao adulto de 20 a 40 anos (T-Score).

No gráfico da mesma paciente, no exame realizado no fêmur (figura 8) notamos o quadrado entre a terceira e a quarta faixa, representando osteopenia na medida do fêmur total de 0,764, que seria 76% do ideal, para 20 a 40 anos com 2 desvios-padrão negativos e 84% do esperado para a idade com 1,2 desvio-padrão negativo.

Os valores da tabela são *neck* (colo do fêmur), com 0,682 grama de cálcio em cada centímetro de osso, que representa 70% do cálcio encontrado em uma mulher de 20 a 40 anos normal, que significa 2,5 desvios-padrão negativos. Na faixa para a idade de 55 anos, há 79% do cálcio esperado, ou seja, 1,5 desvio-padrão negativo, na região Ward (triângulo de Ward), há 0,492 grama de cálcio, que representa 54% do cálcio esperado para uma mulher com 20 a 40 anos, ou seja, 3,2 desvios-padrão negativos, uma osteoporose, por estar com mais de 2,5 desvios-padrão negativos em relação a um adulto jovem (T-Score) e uma medida de 67% do cálcio esperado para a idade, ou seja, 1,8 desvio-padrão negativo, no trocanter (troch), há 0,622 grama de cálcio, que representa 79% do esperado para um jovem de 20 a 40 anos, ou seja, 1,5 desvio-padrão negativo e 85% do esperado para a mesma idade com 1 desvio-padrão negativo.

Portanto, uma paciente pode ter uma osteopenia pela média dos valores ósseos de uma região e uma osteoporose localizada em uma parte dos ossos do seu organismo.

A seguir, notamos a mesma paciente após o tratamento de um ano conforme as orientações apresentadas neste livro. Realizado novo exame em 29/06/2002, com 56 anos, 1,58 metro e 58 quilos, notamos que na coluna vertebral (figura 9), o quadrado branco já está na faixa **A,** normal para a idade da paciente, porque a medida do cálcio na coluna vertebral entre L2 e L4 subiu para 0,999 grama, atingindo a medida de 83% do esperado para a idade de 20 a 40 anos com 1,7 desvio-padrão negativo e com 95% do cálcio esperado para a sua idade com apenas 0,4 desvio-padrão negativo.

Sendo assim, a massa óssea pode ser aumentada e curar a osteoporose, como pode ser demonstrado neste caso. Observe que um ano antes a BMD de L2 até L4 era de 0,895 grama de cálcio, 84% esperado para sua idade, e agora é de 0,999 grama de cálcio, ou seja, 95% do cálcio esperado para sua idade, praticamente normal após um aumento de 11% de massa óssea em apenas um ano. Em L1 havia 0,756 grama de cálcio, ou seja, 67% do T-Score, com 3,1 desvios-padrão negativos, ou seja, osteoporose em L1. Após um ano, há em L1 o valor de 0,886 grama de cálcio, ou seja, T-Score de 78% com 2 desvios-padrão negativos e Z-Score com 90% e apenas 0,8 desvio-padrão negativo. Uma melhora de 12% na massa óssea do T-Score, passando de osteoporose para osteopenia e o Z-Score de osteopenia para normal.

No fêmur (figura 10) também houve melhora. Em 29/06/2002, a quantidade de cálcio total subiu, chegando a 0,769 grama de cálcio, que representa 77% do cálcio para o jovem e 1,9 desvio-padrão negativo para 20 a 40 anos e 86% para a idade ou 1,1 desvio-padrão negativo. Mas veja que o quadrado branco já está no limite inferior da faixa A normal, e o triângulo de Ward aumentou para 0,545 grama de cálcio, ou seja, 60% para 20 a 40 anos e 85% para a idade esperada, com apenas 1 desvio-padrão negativo, logo, um aumento de massa óssea de 6% em um ano. No colo do fêmur (neck) aumentou para 0,757 grama de cálcio, ou seja, para 77% do esperado para 20 a 40 anos e 89% do esperado para sua idade, um aumento em um ano de 7% de massa óssea em relação ao adulto de 30 anos e com um aumento de 10% em relação à sua idade, o que significa que o colo do fêmur e o triângulo de Ward dessa paciente passaram de osteoporose no T-Score para osteopenia e no Z-Score passaram de osteopenia para normal.

A osteoporose pode ser revertida para osteopenia e depois para normal. É uma questão de tempo e tratamento adequado, lembrando que o tempo de recuperação pode variar de acordo com cada paciente, suas doenças e particularidades.

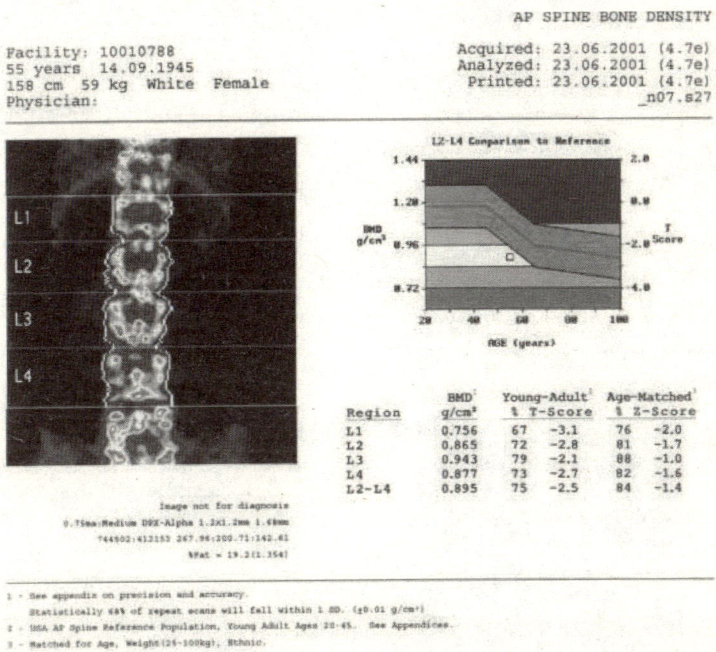
AP SPINE BONE DENSITY

Facility: 10010788
55 years 14.09.1945
158 cm 59 kg White Female
Physician:

Acquired: 23.06.2001 (4.7e)
Analyzed: 23.06.2001 (4.7e)
Printed: 23.06.2001 (4.7e)
_n07.s27

Region	BMD[1] g/cm²	Young-Adult[2] %	T-Score	Age-Matched[3] %	Z-Score
L1	0.756	67	-3.1	76	-2.0
L2	0.865	72	-2.8	81	-1.7
L3	0.943	79	-2.1	88	-1.0
L4	0.877	73	-2.7	82	-1.6
L2-L4	0.895	75	-2.5	84	-1.4

Image not for diagnosis
0.75ma:Medium DPX-Alpha 1.2X1.2mm 1.68mm
744502:412153 267.96:200.71:142.61
%Fat = 19.2(1.354)

1 - See appendix on precision and accuracy.
Statistically 68% of repeat scans will fall within 1 SD. (±0.01 g/cm²)
2 - USA AP Spine Reference Population, Young Adult Ages 20-45. See Appendices.
3 - Matched for Age, Weight(25-100kg), Ethnic.

Figura 7

Right FEMUR BONE DENSITY

Facility: 10010788
56 years 14.09.1945
157 cm 58 kg White Female
Physician:

Acquired: 29.06.2002 (4.7e)
Analyzed: 01.07.2002 (4.7e)
Printed: 01.07.2002 (4.7e)
_n08.f27

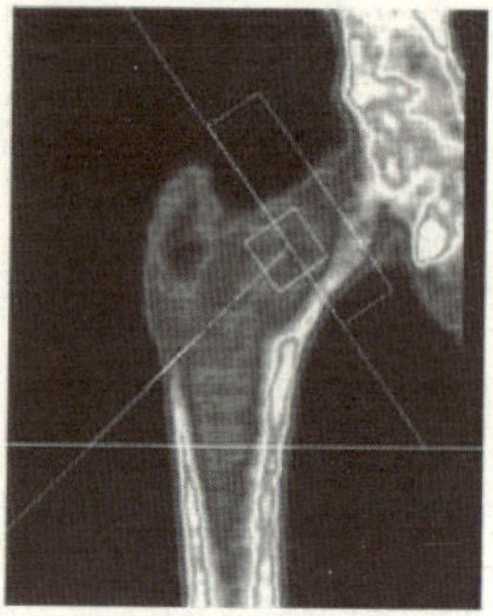

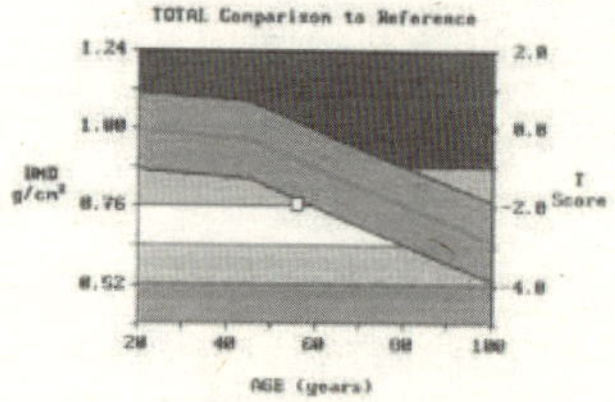

Region	BMD[1] g/cm²	Young-Adult[2] %	T-Score	Age-Matched[3] %	Z-Score
NECK	0.757	77	-1.9	89	-0.8
WARDS	0.545	60	-2.8	76	-1.3
TROCH	0.618	78	-1.6	85	-1.0
SHAFT	0.891	-	-	-	-
TOTAL	0.769	77	-1.9	86	-1.1

Image not for diagnosis
0.75ma:Medium DPX-L 1.2x1.2mm 1.68mm
753922:456546 276.53:205.04:146.51
%Fat = 25.2(1.342) Neck Angle = 55

1 - See appendix on precision and accuracy.
Statistically 68% of repeat scans will fall within 1 SD. (±0.02 g/cm²)
2 - USA Femur Reference Population, Young Adult Ages 20-45. See Appendices.

Figura 8

AP SPINE BONE DENSITY

Facility: 10010788
56 years 14.09.1945
157 cm 58 kg White Female
Physician:

Acquired: 29.06.2002 (4.7e)
Analyzed: 01.07.2002 (4.7e)
Printed: 01.07.2002 (4.7e)
_n08.s27

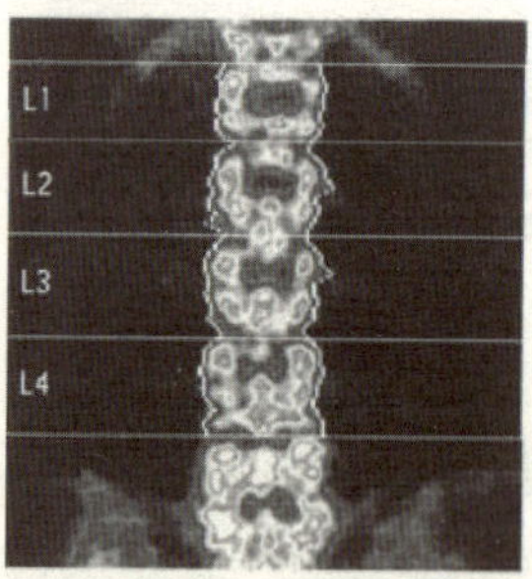

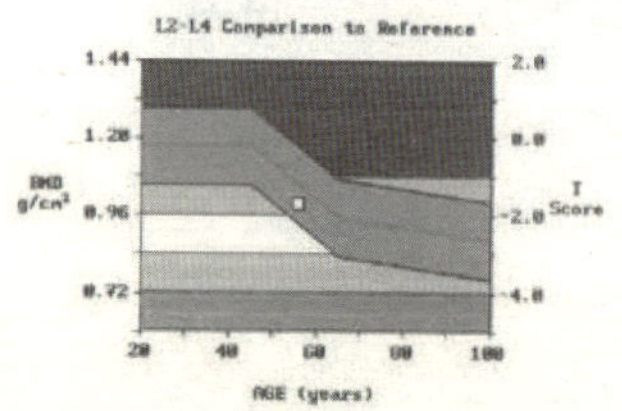

Region	BMD[1] g/cm²	Young-Adult[2] %	T-Score	Age-Matched[3] %	Z-Score
L1	0.886	78	-2.0	90	-0.8
L2	0.960	80	-2.0	91	-0.8
L3	1.004	84	-1.6	96	-0.4
L4	1.027	86	-1.4	98	-0.2
L2-L4	0.999	83	-1.7	95	-0.4

Image not for diagnosis
0.75ma:Medium DPX-L 1.2x1.2mm 1.68mm
753922:456546 276.53:205.04:146.51
%Fat = 20.2(1.352)

1 - See appendix on precision and accuracy.
Statistically 68% of repeat scans will fall within 1 SD. (±0.01 g/cm²)
2 - USA AP Spine Reference Population, Young Adult Ages 20-45. See Appendices.
3 - Matched for Age, Weight(25-100kg), Ethnic.

Figura 9

Right FEMUR BONE DENSITY

Facility: 10010788
55 years 14.09.1945
158 cm 59 kg White Female
Physician:

Acquired: 23.06.2001 (4.7e)
Analyzed: 23.06.2001 (4.7e)
Printed: 23.06 2001 (4.7e)
_n07.f27

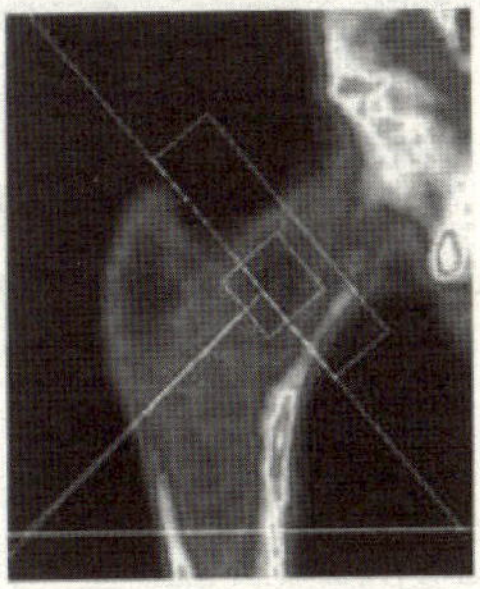

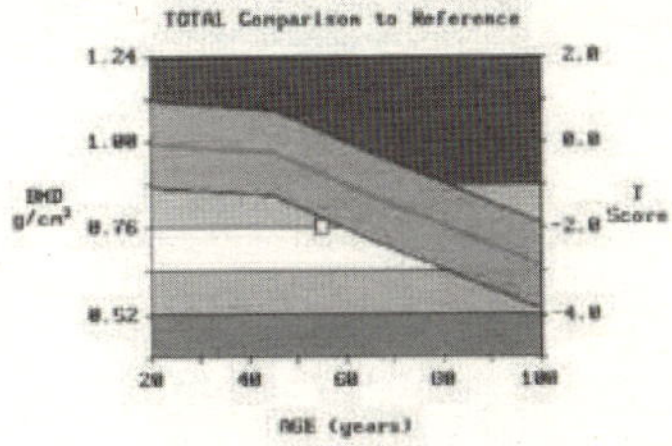

Region	BMD[1] g/cm²	Young-Adult[2] %	T-Score	Age-Matched[3] %	Z-Score
NECK	0.682	70	-2.5	79	-1.5
WARDS	0.492	54	-3.2	67	-1.8
TROCH	0.622	79	-1.5	85	-1.0
SHAFT	0.888	-	-	-	-
TOTAL	0.764	76	-2.0	84	-1.2

Image not for diagnosis
0.75ma:Medium DPX-Alpha 1.2x1.2mm 1.68mm
744502:412153 267.98:200.71:142.61
%Fat = 28.4(1.335) Neck Angle = 50

1 - See appendix on precision and accuracy.
Statistically 68% of repeat scans will fall within 1 SD. (±0.02 g/cm²)
2 - USA Femur Reference Population, Young Adult Ages 20-45. See Appendices.
3 - Matched for Age, Weight(25-100kg), Ethnic.

Figura 10

CAPÍTU

18

RADICAIS LIVRES, ANTIOXIDANTES ORTOMOLECULARES E OSTEOPOROSE

L O

Antioxidante e osteoporose

Um estudo publicado em setembro de 2003, no *The Journal of Clinical Investigation*, propôs uma nova teoria de como o estrogênio causa osteoporose, concluindo que a deficiência dele diminui a quantidade de antioxidante nos osteoclastos – células que promovem a absorção óssea –, aumentando a atividade dessas células com aumento da perda óssea.

Os cientistas da Escola Médica St. George's Hospital Medical, em Londres, removeram os ovários de vários grupos de fêmeas de ratos e camundongos enquanto realizaram a mesma operação, porém sem remover os ovários no grupo de controle. Após três semanas, os animais receberam uma dose de 17-alpha-estradiol, 17 beta-estradiol, ou uma substância inerte (placebo) e o nível de massa óssea femoral, de glutationa e thioredoxin, o maior antioxidante do grupo thiol foram medidos na medula óssea do fêmur.

A remoção dos ovários e a consequente redução do nível de estradiol estavam associadas com redução da glutationa e da thioredoxin, mas os animais em que foi administrado beta--estradiol tiveram os níveis restaurados ao nível igual ao dos animais em que os ovários ficaram intactos. Num segundo experimento, as ratas tiveram seus ovários ou receberam uma falsa cirurgia semelhante sem ooforectomia, e foram injetados diariamente dois micromoles por quilograma de peso de vitamina C, ou 100 mg por quilograma de N-acetilcisteína (NAC) por catorze dias.

Quando o fêmur das ratas foi examinado, as ratas ooforectomizadas que não receberam nutrientes antioxidantes tiveram perda de massa óssea, mas a NAC e a vitamina C evitaram essa perda nas ratas que receberam esses nutrientes mesmo ooforectomizadas. E em um experimento *in vitro*, a NAC evitou a formação de osteoclastos enquanto a administração de um produto que diminui o grupo antioxidante thiol induziu a perda de massa óssea.

Os resultados desse experimento sugerem que o mecanismo da deficiência de estrogênio na perda de massa óssea é a redução de antioxidantes do grupo thiol nos osteoclastos, desencadeando o sinal para promoverem reabsorção óssea. O autor escreve que a perda de massa óssea é a consequência não somente da redução do estrogênio, mas também de outras situações em que as espécies de oxigênio tóxicos reativas (ROTS), radicais livres, estão envolvidas como no envelhecimento e na inflamação.

Recomendação da Universidade de Harvard

Em 19 de junho de 2002, o *Journal of the American Medical Association* (JAMA) reverteu seus longos anos de política antivitaminas e recomendou que todo adulto deve tomar no mínimo uma pílula multivitamínica ao dia.

De acordo com os estudos de Harvard descritos no JAMA, existem indícios de que pessoas que recebem vitaminas suficientes reduzem seus riscos de doenças comuns como câncer, doenças cardíacas e osteoporose.

Os cientistas da Harvard concluíram que níveis subótimos de ácido fólico, vitamina B6 e B12 são fatores de risco para doenças cardíacas e câncer de cólon e de mama e baixos níveis de vitamina D contribuem para osteoporose e fratura óssea, e déficit de vitaminas A, E e C pode aumentar o risco de câncer e doenças cardíacas.

CAPÍTU

19

NOVAS PESQUISAS E FUTUROS TRATAMENTOS

L O

Gravidade zero e osteoporose

A falta de gravidade diminui a massa óssea e enfraquece os ossos dos astronautas, o que foi demonstrado na pesquisa do Dr. Xiang-Yang Liu, da Universidade Nacional de Singapura. Demonstrou também que o carbonato de cálcio em gravidade zero tem grande modificação na sua cristalização. A gravidade zero induz a uma osteoporose semelhante à que ocorre nos indivíduos acima de 60 anos de idade.

Revista Nature divulga novo tratamento para osteoporose

A *Nature*, uma das mais respeitadas revistas científicas, publicou um estudo com ovelhas que surpreende pelo significativo aumento de massa óssea conseguido apenas com uma esteira que trepida e vibra os pés de ovelhas. Aparelhos semelhantes já foram desenvolvidos para seres humanos e estão à venda após a divulgação desse trabalho.

Em 9 de agosto de 2001, a revista *Nature* publicou: "Sheep Shake a Leg and Strengthen Thighs" [Sacudir as pernas da ovelha e fortalecer as pernas].

Estudos realizados na Universidade Estadual de Nova York pelo Dr. Clinton Rubin indicam que a vibração aumenta a massa óssea. Ovelhas foram colocadas em pé por vinte minutos diários em uma plataforma com vibração e foi constatado 34% de aumento na densidade dos ossos ao final de um ano em comparação ao grupo de controle.

Anotações

CAPÍTU

20

CONCLUSÃO

L O

No tratamento moderno e ortomolecular da osteoporose e da osteopenia, não podemos somente fornecer cálcio e vitamina D ao paciente, mas a eles devemos somar, após análise, produtos como magnésio, boro, cobre, potássio, vitamina B6 e vitamina K e lembrar que a vitamina D está inativa e deve ser ativada pelo contato do sol na pele.

Deve ser usada a reposição de hormônio natural sempre que possível. O uso de calcitonina, flúor, bifosfonatos, calcitriol, ipriflavona, vitamina A, vitamina C, zinco e manganês deve ser analisado e calculado pelo seu médico especialmente para o seu organismo, sendo diferente de uma pessoa para a outra a dose de cada componente, pois, como já vimos anteriormente, cada pessoa é única, come de maneira distinta, absorve os nutrientes em quantidades diferentes e assim como tem perdas individuais; logo, é difícil encontrar dois pacientes necessitando da mesma fórmula de nutrientes e nas mesmas quantidades. Não aceite remédios prontos apenas com cálcio e vitamina D iguais para todos os pacientes, e que apenas fornecem o mínimo que você precisa, esquecendo de calcular todo o resto.

Na dúvida, pergunte ao seu médico ou a outro profissional para uma segunda, terceira ou quarta opinião. É seu direito saber o que você precisa tomar e por quê, o que você não precisa e o motivo, pois a informação é o seu melhor transporte para a cura.

Não aceite que sua saúde seja tratada como *fast-food*, ou seja, consultas rápidas sem direito a muitas opções de tratamento e iguais para todos os clientes, afinal de contas, você é único.

Lembre-se de que só você pode escolher entre ter uma velhice saudável e feliz ou apresentar fraturas, dificuldade de movimentação com o uso de bengala ou cadeira de rodas ou, ainda pior, morrer em complicação de uma cirurgia para corrigir uma fratura que poderia ter sido evitada.

Referências bibliográficas

AGNUSDEI, D.; et al. A double blind, placebo-controlled trial of ipriflavone for prevention of postmenopausal spinal bone loss. Calcif. Tissue Int. 1997 Aug; 61(2): 142-7.

ALEXANDERSEN, P.; et al. Ipriflavone in the treatment of postmenopausal osteoporosis: a randomized controlled trial. JAMA 2001 Mar 21; 285(11): 1482-8.

ANASTI, J.N., LEONETTI, H.B., WILSON, K.J. Topical progesterone cream has antiproliferative effect on estrogen-stimulated endometrium. Obstet. Gynecol. 2001 Apr; 97(4, Suppl. 1): S10.

BARRETT-CONNOR, E.; et al. Endogenous levels of dehydroepiandrosterone sulfate, but not other sex hormones, are associated with depressed mood in older women. The Rancho Bernardo Study Am. Geriatr. Soc. 1999 Jun; 47(6): 685-91.

BOOTH, S.L.; et al. Dietary intake and adequacy of vitamin K1. J Nutr 128:785-88. 1998.

BROWNER, W.S. et al. Non-trauma mortality in elderly women with low bone mineral density. Study of Osteoporotic Fractures Research Group. Lancet 338:355-58. 1991.

CLINE, J.M.; HUGHES, C.L. Jr. Phytochemicals for the prevention of breast and endometrial cancer. Cancer Treat. Res. 1998; 94: 107-134.

COLDITZ, G.A.; et al. The use of estrogens and progestins and the risk of breast cancer in postmenopausal women. N. Engl. J. Med. 1995 Jun 15; 332(24): 1589-93.

DEQUEKER, J.; ORTNER, D.J.; STIX, A.I.; CHENG, X.G.; BRYS, P.; BOONEN, S. (1997) Hip fracture and osteoporosis in a XII dynasty female skeleton from Lisht, Upper Egypt. Journal Bone Mine Res 1997 v. 12: pp. 881-888).

FLEISCH, H.A. Bisphosphonates: preclinical aspects and use in osteoporosis. Ann Med 1997;29:55-62.

HALPNER, A.D.; et al. The effect of an ipriflavone-containing supplement on urinary N-linked telopeptide levels in postmenopausal women. J. Womens Health Gend. Based Med. 2000 Nov; 9(9): 995-8.

HARDY, M.L. Herbs of special interest to women. J. Am. Pharm. Assoc. 2000 Mar; 40(2): 234-42.

HARRIS ST, et al. Effects of risedronate treatment on vertebral and nonvertebral fractures in women with postmenopausal osteoporosis: a randomized controlled trial. Vertebral Efficacy With Risedronate Therapy (VERT) Study Group. JAMA 1999 Oct 13;282(14):1344-1352.

HORIUCHI, T.; et al. Effect of soy protein on bone metabolism in postmenopausal Japanese women. Osteoporos. Int. 2000; 11(8): 721-4.

LEE, J., HOPKINS, V. What Your Doctor May Not Tell You about Menopause. New York: Warner, 1996.

LIU, X.Y. Effect of microgravity on Ca mineral crystallization and implications for osteoporosis in space. Applied Physics Letters, 79, 3539 3541, (2001). Calm conditions could explain why bone is lost in space.

LOVE, R.R.; CAMERON, L.D.; CONELL B.L.; LEVENTHAL H., Symptoms associated with tamoxifen treatmen in post-menopausal women. Archives of Internal Medicine 1991; nº 151, pp 1842-1847.

PERSSON, I.; et al. Risks of breast and endometrial cancer after estrogen and estrogen-progestin replacement. Cancer Causes Control 1999 Aug; 10(4): 253-60.

RAVN P. Bisphosphonates for prevention of postmenopausal osteoporosis. Dan Med Bull 2002 Feb;49(1):1-18.

REID IR, et al. Intravenous zoledronic acid in postmenopausal women with low bone mineral density. New England Journal of Medicine 2002 Feb 28;346:653-661.

REID, I.R.; BROWN, J.P.; BURCKHARDT, P. et al. Intravenous zoledronic acid in postmenopausal women with low bone mineral density. NEJM. 2002; 346:653-61).

REEVES, C. 2001

RUBIN, C. et al. Low mechanical signals strengthen long bones. Nature. 412, 603-604, (2001).

SCHAIRER, C.; et al. Menopausal estrogen and estrogen-progestin replacement therapy and breast cancer risk. JAMA 2000 Jan 26; 283(4): 485-91.

SNYDER, G.M., SIELSCH, E.C., REVILLE, B. The controversy of hormone-replacement therapy in breast cancer survivors.

SOMEKAWA, Y. et al. Soy intake related to menopausal symptoms, serum lipids, and bone mineral density in postmenopausal Japanese women. Obstet. Gynecol. 2001 Jan; 97(1): 109-115.

THOMAS, J.L. et al. Bioavailability of soy isoflavones in supplements for menopausal women. Presse Med. 2001 Jan 20; 30(2): 63.

Marcas registradas

Todos os nomes, marcas registradas ou direitos de uso citados neste livro pertencem aos seus respectivos proprietários.

1 Reid IR, Brown JP, Burckhardt P et al. Intravenous zoledronic acid in postmenopausal women with low bone mineral density. NEJM. 2002; 346:653-61.

2 Liu, X. Y. Effect of microgravity on Ca mineral crystallization and implications for osteoporosis in space. Applied Physics Letters, 79, 3539 3541, (2001).

3 Rubin, C. et al. Low mechanical signals strengthen long bones. Nature 412, 603-604, 2001.

FONTE: Adobe Garamond Pro

#Estante de Saúde nas redes sociais

grupo novo século
www.gruponovoseculo.com.br